T.E.W. Feltkamp · Autoimmunkrankheiten

Autoimmunkrankheiten

von

Dr. T. E. W. Feltkamp

Leiter der Abteilung Autoimmunkrankheiten
am Zentrallaboratorium für den Blutspendedienst
des Niederländischen Roten Kreuzes, Amsterdam

Mit einem Geleitwort von

Prof. Dr. J. J. van Loghem, Amsterdam

Mit 15 vierfarbigen und 39 einfarbigen Abbildungen

J. F. Lehmanns Verlag München

Übersetzt nach der niederländischen Originalausgabe Dr. T.E.W. FELTKAMP, Autoimmuunziekten, erschienen bei Stafleu's Wetenschappelijke Uitgeversmaatschappij N.V. Leiden, Niederlande von Frau K. Vardy-Vogel

Satz: Fa. Bergener, München

ISBN-13: 978-3-540-79756-2 e-ISBN-13: 978-3-642-93613-5
DOI: 10.1007/978-3-642-93613-5

Inhalt

Vorwort Prof. Dr. J.J. van Loghem 9

Vorwort des Verfassers (Begründung der Arbeit) 10

Allgemeine Einleitung 11

I. „Fremd" und „eigen" 11

II. Der Begriff „Autoimmunkrankheit" 11

III. Spezifische immunologische Reaktivität 12

IV. Immunologisches System 13

Knochenmark 13
Thymus 13
Lymphdrüsen 14
Verarbeitung des Antigens 16

V. Zwei Arten von Reaktivität 18

Humorale Reaktivität 18
Antikörperbildung 20
Zelluläre Reaktivität 20

VI. Immunologische Toleranz 21

VII. Autoimmunität 22

Veränderungen der autologen Antigene 23
Veränderungen im immunologischen System 25
Virusinfektionen als Ursache von Autoimmunkrankheiten 26
Genetische Prädisposition 26
Pathogenese 26

VIII. Einteilung der Autoimmunkrankheiten 27

Sekundäre Autoimmunkrankheiten 28
Idiopathische Autoimmunkrankheiten 29
Autoimmunkrankheiten des Blutes 29

IX. Kennzeichen idiopathischer Autoimmunkrankheiten 30

X. Therapie 31

Spezifische Therapie 31
Kortikosteroide 31
Alkylierende Stoffe 32
Purin- und Pyrimidinderivate 32

Folsäureantagonisten 32
Antibiotika 33
Antilymphozytenserum 33
Gefahren 33
Handelsnamen 34

XI. Serologische Techniken 34

Präzipitationsreaktionen 34
Agargel-Diffusionstechnik (Ouchterlony) 35
Immunelektrophorese 35
Agglutinationsreaktionen 36
Antiglobulinreaktion (Coombstest) 36
Passiver Hämagglutinationstest (Boyden) 36
Latextest 37
Komplementbindungsreaktion 37
Immunfluoreszenztechnik 38

Besprechung der einzelnen Autoimmunkrankheiten 41

Sekundäre Autoimmunkrankheiten 41

XII. Veränderungen autologer Antigene 41

Postmyokardinfarkt-Syndrom und Postperikardiotomie-Syndrom 41
Hämolytische Anämie bei Patienten mit Ovarialtumoren . 44

XIII. Eindringen exogener Antigene, ähnlich den Autoantigenen . . . 45

Herzerkrankungen bei akutem Rheumatismus 45
Kreuzreagierende Antikörper 45
Autoantikörper gegen Herzmuskelgewebe 46
Akute Glomerulonephritis nach Streptokokkeninfektion . 46
Pathogenese 49
Colitis ulcerosa 52
Antikörper gegen Kolongewebe 52
E. coli 0 14 52
Enzephalomyelitis nach Rabies-Vakzination 53

XIV. Andere sekundäre Autoimmunkrankheiten 54

Sympathische Ophthalmie 54
Goodpasture-Syndrom 55
Antikörper gegen Basalmembranen 55

XV. Sequestrierte Antigene 56

Facogene Uveitis 56
Sterilität bei Männern durch Antikörper gegen Sperma . 57

XVI. Aktivierung autologer Antigene 58

Polyagglutinabilität von Erythrozyten 58

XVII. Iatrogene Autoimmunkrankheiten des Blutes 59
Iatrogene Thrombopenie, Anämie oder Leukopenie mit Antikörper gegen Medikament-Blutzellen-Komplexe . . 59
Iatrogene Anämie mit Antikörpern gegen Erythrozyten-Medikament-Komplexe 60
Hämolytische Anämie nach Behandlung mit α-Methyldopa 60

Idiopathische Autoimmunkrankheiten 61

XVIII. Lokalisierte Krankheiten 61
Autoimmunthyreoiditis und Morbus Basedow-Graves . 61
Antikörper gegen Schilddrüsengewebe 62
Vorkommen der Antikörper 65
Beziehungen zu anderen lokalisierten idiopathischen Autoimmunkrankheiten 65
Therapie 68
Autoimmungastritis 68
Antikörper gegen Magengewebe 68
Vorkommen der Antikörper 72
Beziehungen zu anderen lokalisierten idiopathischen Autoimmunkrankheiten 72
Therapie 73
Autoimmunadrenalitis 73
Antikörper gegen Nebennierenrindengewebe . . . 75
Vorkommen der Antikörper 75
Beziehung zu anderen lokalisierten idiopathischen Autoimmunkrankheiten 76
Idiopathischer Hypoparathyreoidismus 76
Vitiligo 77
Juveniler Diabetes mellitus 78
Primäre Ovarialinsuffizienz 78

XIX. Andere lokalisierte Krankheiten 79
Myasthenia gravis 79
Antikörper gegen Skelettmuskelgewebe 79
Thymom 82
Autoimmunhepatitis 83
Antikörper gegen glattes Muskelgewebe und Mitochondrien 85
Pemphigus 89
Parapemphigus 89
Diskoidaler Lupus erythematosus 90

XX. Generalisierte Krankheiten 91
Lupus erythematosus disseminatus 92
Antinukleärer Faktor 92

LE-Zelle 93
Andere Autoantikörper 93
Pathogenese 94
Ätiologie 95
Therapie 96
Rheumatoide Arthritis 96
Der Rheumafaktor 97
Waaler-Rose-Test 97
Die mögliche Bedeutung des Rheumafaktors für die Pathogenese 98
Das Auftreten des Rheumafaktors 99
Andere Autoantikörper 99
Genetische Aspekte 99
Therapie 99
Das Sjögren-Syndrom 100
Antikörper gegen Speicheldrüsengewebe 101
Lippenbiopsie 101
Sklerodermie 101
Polyarteriitis nodosa 103
Dermatomyositis 104

XXI. Idiopathische Autoimmunkrankheiten des Blutes 105
Autoimmunhämolytische Anämie 105
Idiopathische Thrombopenie 108

Literaturverzeichnis 110

Glossarium 113

Register 117

Vorwort

Mit großer Freude lege ich dem Leser hier die Monographie „Autoimmunkrankheiten“ vor.

In den vergangenen Jahren haben sich wiederholt Verleger mit der Bitte an unser Institut gewandt, ein Buch über Autoimmunkrankheiten zu schreiben. Immer mußten wir eine verneinende oder verzögernde Antwort geben; nicht nur aus Zeitmangel, sondern weil auch das Thema, das anfänglich so einfach schien, immer noch mit vielen Unklarheiten behaftet war.

Die Identifizierung der ersten Autoimmunkrankheit, der autoimmunhämolytischen Anämie im Jahre 1946 war nur der Anfang einer langen Reihe Entdeckungen im ausgedehnten Gebiet der Immunpathologie.

Heute bilden die Autoimmunkrankheiten eine imposante Reihe von Erkrankungen, bei denen fast alle Gewebe und Organe angegriffen werden können. Es ist für Studenten und Ärzte von großer Bedeutung, daß hiermit ein grundlegendes präzis geschriebenes Werk über diese Krankheitsprozesse vorgelegt wird, weil jeder Hausarzt und Spezialist früher oder später mit diesen Krankheiten konfrontiert werden kann.

Wenn es dem Autor gelungen ist, aus den anfänglich verschwommenen Umrissen eine präzise und logische Einteilung der sekundären und idiopathischen Autoimmunkrankheiten zu schaffen, ist dies, neben seiner ausgedehnten Literaturkenntnis, vor allem der täglichen Konfrontation mit den zahlreichen und vielfältigen Problemen, die bei dem Studium dieser Krankheitsprozesse auftauchen, zu danken.

Der Autor ist, seit der Gründung im Jahre 1964, Leiter der Abteilung Autoimmunkrankheiten am Zentrallaboratorium für den Blutspendedienst des Niederländischen Roten Kreuzes, Amsterdam, und als solcher eng verbunden mit der schnellen Entwicklung auf diesem Gebiet, zu der er eigene wichtige Beiträge geliefert hat. Für seine wissenschaftlichen Verdienste erwarb er 1969 den Geigypreis.

Forschungen der letzten Jahre haben in hohem Grade zur besseren Kenntnis der Pathogenese der Autoimmunkrankheiten beigetragen, dennoch bleibt vieles ungeklärt. Über die Ätiologie der idiopathischen Autoimmunkrankheiten gibt es nur Hypothesen. Vielleicht werden bei einer folgenden Auflage die vielen intensiven Untersuchungen, die jetzt in dieser Richtung im Gang sind, weitere, entscheidende Resultate bringen und damit den letzten Schleier von diesem faszinierenden Gebiet der medizinischen Wissenschaft lüften.

Prof. Dr. J.J. van Loghem

Begründung der Arbeit

Dieses Buch wurde mit der Absicht geschrieben, Ärzten und Studenten, die nicht die Zeit finden, sich in detaillierte Beschreibungen zu vertiefen, eine globale Übersicht der Immunpathologie und der Autoimmunkrankheiten zu geben.

Zur Vereinfachung ist in das Literaturverzeichnis nur eine begrenzte Zahl von Referenzen aufgenommen worden.

Obwohl viele Erkenntnisse über die Autoimmunkrankheiten durch tierexperimentelle Forschungen erzielt wurden, beschränkt sich dieses Buch auf die wichtigsten dieser Experimente.

Nach der Einleitung über die Immunologie und häufig angewandte serologische Techniken folgt die eigentliche Besprechung der Autoimmunkrankheiten. Diese Besprechung konzentriert sich auf die immunpathologischen Aspekte dieser Erkrankungen und behandelt die klinische Diagnostik und Therapie nur summarisch.

Um den Leser beim Gebrauch der immunologischen Terminologie behilflich zu sein, ist am Ende des Buches ein Glossarium aufgenommen.

In der Einteilung weicht dieses Buch von den früher auf diesem Gebiet erschienenen Arbeiten stark ab. Meistens erfolgt die Gliederung dieser Krankheiten nach Organen oder Organsystemen. Aus didaktischen Gründen fand es der Verfasser richtiger, die Reihenfolge der zu besprechenden Krankheiten nach der heute gültigen Einteilung der Autoimmunkrankheiten vorzunehmen. Da diese Einteilung auf kausalen Zusammenhängen und anderen wechselseitigen Beziehungen beruht, wird es dem Leser, den nur einzelne Facetten dieser Krankheiten interessieren, einige Mühe kosten, seinen Weg zu finden. Um jedoch Einblick in diese Krankheitsprozesse zu bekommen, legt der Verfasser Wert auf die heute geltende Einteilung.

J. Courant, Dr. C.P. Engelfriet, Dr. V.P. Eijsvoogel, Thea M. Feltkamp-Vroom, Dr. R. Goudsmit, Dr. W. Hijmans, Prof.Dr. J.J. van Loghem, Dr. Ph. Rümke, Dr. P.Th. Schellekens und den Mitarbeiter der Abteilung Autoimmunkrankheiten des Zentrallaboratoriums des Blutspendedienstes des Niederländischen Roten Kreuzes dankt der Autor für ihre kritische Unterstützung bei der Vollendung dieses Buches. Wenn nicht anders angegeben, hat die Photos Herr A.L. van Rossum angefertigt. Fräulein A.P. Bonhof war bei der Abfassung des Manuskripts behilflich.

Dr. T.E.W. Feltkamp

Allgemeine Einleitung

I. „FREMD" UND „EIGEN"

Wenn ein Fußballspieler während des Spielens gekonnt den Ball in das gegnerische Tor schießt, wird das die Aufmerksamkeit aller Zuschauer fesseln. Falls er jedoch, übrigens mit derselben Hingabe, den Ball ins eigene Tor stößt, wird das Publikum natürlich anders reagieren. Wenn ausgeschlossen werden kann, daß dieses Eigentor Folge eines unglücklichen Zufallstreffers ist, muß man annehmen, daß der Spieler nicht sicher wußte, daß eine eigene Partei und ein eigenes Tor und ebenso ein Gegner und ein fremdes Tor existieren. Dies ist jedoch nur Sache einer einfachen Verabredung.

Das alles ist uns so vertraut, daß wir uns zwingen müssen einzusehen, daß eine derartige Verabredung doch essentiell ist. Wenn wir wahrnehmen, daß ein Organismus mit Mitteln ausgerüstet ist, um sich gegen das zu wehren was ihm fremd ist, vermuten wir, daß das Selbsterhaltung ist und es scheint auf den ersten Blick selbstverständlich, daß diese Mittel nicht für einen Angriff gegen den eigenen Organismus eingesetzt werden. Aus dieser Selbstverständlichkeit folgt, daß die Beobachtungen von Ehrlich und seinen Anhängern zu Beginn des zwanzigsten Jahrhunderts jahrelang ohne weiteres anerkannt waren. Diese Beobachtungen, die annahmen, daß der Organismus keine Abwehr gegen körpereigene Bestandteile formiert, haben dazu geführt, daß der Begriff „horror autotoxicus" allgemein akzeptiert wurde.

Erst in den letzten Dezennien begriff man, wie mangelhaft die Kenntnisse über das Entstehen des „horror autotoxicus" sind. Man begann zu fragen, warum ein Individuum „Reaktivität" gegen fremde Stoffe nicht aber gegen analoge Stoffe im Individuum selbst zeigt. Wenn dies, wie bei dem Fußballspiel, auf einer Verabredung beruhte, wie kam es dann zu dieser Verabredung?

Die Einsicht in das Bestehen von Krankheitsprozessen, bei denen die immunologische Reaktivität (S. 12) entschieden gegen Bestandteile des Individuums selbst gerichtet ist, hat weitere Forschungen über die Art und Weise, wie ein Individuum „fremd" und „eigen" unterscheiden kann, angeregt.

II. DER BEGRIFF „AUTOIMMUNKRANKHEIT"

Unter Autoimmunkrankheiten versteht man im allgemeinen Krankheitserscheinungen, bei denen die immunologische Reaktivität (S. 12), zumindest teilweise, gegen das Individuum selbst gerichtet ist. Diese unbestimmte Beschreibung deutet darauf hin, daß man keine befriedigende Definition für Autoimmunkrankheiten geben kann. Legt man – ähnlich wie bei den Infektionskrankheiten – strenge Kriterien für die Autoimmunkrankheiten an, dann zeigt es sich, daß eine Reihe von Erkrankungen, die zahlreiche Merkmale mit allgemein akzeptierten Autoimmunkrankheiten gemeinsam haben, nicht als solche betrachtet werden dürfen.

Alle Krankheiten, die momentan noch ohne eindeutige Ursachen als Autoimmunkrankheit bezeichnet werden, erfüllen die Bedingung, daß eine immunologische Reaktivität gegen das Individuum selbst besteht. Umgekehrt gibt es Umstände, bei denen Autoimmunität besteht, ohne daß der Patient klinisch an einer echten Autoimmunkrankheit leidet. Aus diesem Grunde werden bei vielen Menschen Autoantikörper nachgewiesen, obwohl diese Personen nicht ausgesprochen krank sind, während zugleich bei Krankheiten mit einer deutlich infektiösen Genese, Autoantikörper gefunden werden. Die Wassermann-Reaktion, die bei Luespatienten Antikörper gegen Cardiolipide (auch vom Patienten selbst) ans Licht bringt, ist ein gutes Beispiel dafür. In diesen Fällen kann man bei gesunden Personen von Autoimmunphänomenen sprechen oder von im Hintergrund stehenden autoimmunologischen Symptomen bei bestimmten Krankheiten.

Ehe wir weiter auf die Eigenschaften der Autoimmunkrankheiten eingehen, ist es erforderlich, global einige immunologische Begriffe zu betrachten.

III. SPEZIFISCHE IMMUNOLOGISCHE REAKTIVITÄT

Bei jeder immunologischen Reaktion steht die *Spezifität* im Mittelpunkt, weil der Organismus imstande ist, nach Stimulation durch ein Antigen, eine Aktivität aufzubauen, die allein gegen jenes Antigen gerichtet ist, das diese Reaktivität hervorgerufen hat. Diese Reaktivität ist die Folge der Interaktion zwischen dem immunologischen System und dem Antigen. Ein *Antigen* kann also definiert werden als ein Stoff, der imstande ist, eine immunologische Reaktivität gegen sich selbst hervorzurufen, wenn er mit einem Organismus in Kontakt gebracht wird. Das Wort Reaktivität ist hier als Neologismus eingeführt, weil es auf eine Aktivität deuten will, die als Reaktion auf einen Reiz entsteht.

In der englischen Sprache wird für diesen Begriff das Wort „response“ gebraucht. Das Wort Reaktion soll so viel wie möglich reserviert werden, um die Reaktion zwischen den Produkten der immunologischen Reaktivität und dem Antigen zu bezeichnen.

ANTIGEN + IMMUNOLOGISCHES SYSTEM → SPEZIFISCHE REAKTIVITÄT

Abb. 1

Als Antigen können alle möglichen, hauptsächlich großmolekularen Stoffe funktionieren. Die Praxis zeigt, daß besonders Proteine und Polysaccharide gute Antigene sind. Es ist jedoch nicht allein das Molekulargewicht, das einen Stoff zum Antigen macht. Auch kleine Moleküle kommen als Antigene in Betracht. Solche Moleküle, die man dann *Hapten* nennt, müssen sich für diesen Zweck an ein größeres Trägermolekül heften. Auch große Moleküle des Individuums selbst können als Träger funktionieren. Ein Antigen, das selbständig eine immunologische Reaktivität hervorrufen kann, wird, im Gegensatz zum Hapten, auch *Immunogen* genannt.

Der wichtigste Teil eines Immunogens ist die determinante Gruppe. Mit diesem Namen spricht man den Teil der Struktur eines Immunogenmoleküls an, der für die spezifische Reaktivität, die gegen ein solches Immunogen hervorgerufen werden kann, verantwortlich ist. Ein Immunogen kann verschiedene determinante Gruppen enthalten. Hapten und determinante Gruppe sind meistens identisch.

IV. IMMUNOLOGISCHES SYSTEM

Unter der Bezeichnung immunologisches System versteht man das ganze lymphatische Gewebe. Dies ist, außer in den Lymphdrüsen und in der Milz, auch im Knochenmark, Thymus, Tractus digestivus (Peyer-Haufen), Tractus respiratorius (Waldeyerscher Rachenring) und noch an mehreren anderen Stellen des Organismus lokalisiert. Außer den Lymphozyten und Plasmazellen gehören auch die Retikulumzellen und Makrophagen zum immunologischen System.

Knochenmark

Das Knochenmark steht im Mittelpunkt des immunologischen Systems, weil hier die Produktion der hämopoetischen Stammzellen stattfindet. Wahrscheinlich können sich diese Zellen in myelopoetische, erythropoetische, thrombopoetische und lymphopoetische Zelllinien differenzieren. Die *lymphoiden Stammzellen* des Knochenmarkes wandern entweder zum Thymus oder direkt zu den peripheren lymphoiden Organen. Es ist möglich, daß sie auf diesem letzten Weg noch ein Vermehrungsorgan passieren, das der Bursa Fabricii der Vögel analog ist. Wir denken an die Tonsillen oder an das lymphoide Gewebe des Tractus intestinalis.

Das Knochenmark ist zugleich das größte Organ der Antikörperproduktion, da sich hier die meisten Plasmazellen befinden.

Thymus

In diesem Organ, das sich aus dem dritten und vierten Kiemenbogen entwickelt hat, sieht man beim Embryo zum ersten Mal Lymphozyten. Diese Zellen werden *Thymozyten* genannt.

Der Thymus ist aus einem hauptsächlich Lymphozyten enthaltenden Teil, der Rinde, und einem viele epitheliale Zellen umfassenden Markteil aufgebaut. Außerdem finden sich noch skelettmuskelartige, sogenannte *myoide Zellen* im Thymus. Diese Zellen zeigen, was den inneren Aufbau betrifft, alle charakteristischen Eigenschaften von Skelettmuskelzellen. Die Thymusdrüse gilt als das aktivste lymphozyten-produzierende Organ. Wahrscheinlich verläßt jedoch nur ein sehr kleiner Teil dieser Zellen den Thymus, während die übrigen Zellen nach einigen Tagen im Thymus zugrunde gehen. Um die Lymphopoese in Gang zu halten, ist eine geregelte Zufuhr lymphoider Stammzellen notwendig.

Die Zellen, die die Thymusdrüse verlassen, kommen via Blutbahn zur Milz sowie zu den Lymphdrüsen und bevölkern dort die sog. thymusabhängigen Gebiete (S. 16). Doch bleiben die Lymphozyten dann nicht alle an Ort und Stelle, da ein Teil via Blutbahn, Gewebespalten, Lymphgefäße und Ductus thoracicus weiterzirkuliert. Diese, durch den Thymus gebildeten Zellen, haben eine Lebensdauer von einigen Jahren. Unter anderem sind es diese Zellen, die für die zelluläre Reaktivität als immunologisch kompetente Zellen betrachtet werden (S. 20). Auffallend ist, daß der Thymus selbst nicht an der Rezirkulation der Lymphozyten teilnimmt. Der Thymus zeigt nach dem Injizieren eines Antigens auch nur ganz geringe Reaktionen, während normalerweise keine Plasmazellen darin gefunden werden.

Es ist anzunehmen, daß der Thymus auch einen humoralen Faktor produziert, der für die Differenzierung von Stammzellen in die lymphoide Richtung wichtig ist. Durch diesen Faktor könnten auch Lymphozyten die Fähigkeit erwerben, Antigene zu erkennen.

Lymphdrüsen

Ohne die Histologie der Lymphdrüsen beschreiben zu wollen, ist es doch wichtig, darauf hinzuweisen, daß in den Lymphdrüsen außer Rinde und Mark drei funktionell verschiedene Strukturen unterschieden werden müssen. Diese Strukturen, die alle in der Rinde gelegen sind, werden als „Follikelrandzone“, „Follikelzentrum“ und „parakortikales Feld“ bezeichnet.

In der *Follikelrandzone* befinden sich kleine kurzlebige Lymphozyten, die entweder vom Knochenmark stammen oder die sich auf dem Weg zur Follikelrandzone vermehrt haben – in einem Organ das mit der Bursa Fabricii der Vögel vergleichbar ist (S. 13). Nach einer antigenen Stimulation entwickeln sich aus einigen Zellen der Follikelrandzone *„Plasmablasten“*. Aus jedem Blast entwickelt sich unter 6- bis 7-maliger Zellteilung eine Population (Klon) von 128 bis 256 Plasmazellen (S. 20). Auf Seite 20 werden wir diese Plasmazellen als die Antikörpererzeuger kennenlernen. Sie werden mit dem Blut zum Knochenmark abgeführt.

Im *Follikelzentrum* (Abb. 2) findet man auch kleine Lymphozyten. Teilweise entwickeln sich nach einer antigenen Stimulation auch diese Zellen zu Blasten. Während weiterer Teilungen werden jedoch wieder kleine Lymphozyten gebildet. Es sind diese Zellen, die gleichsam das immunologische Gedächtnis formen. Sie werden darum auch Gedächtniszellen genannt. Dadurch kann, wenn die Be-

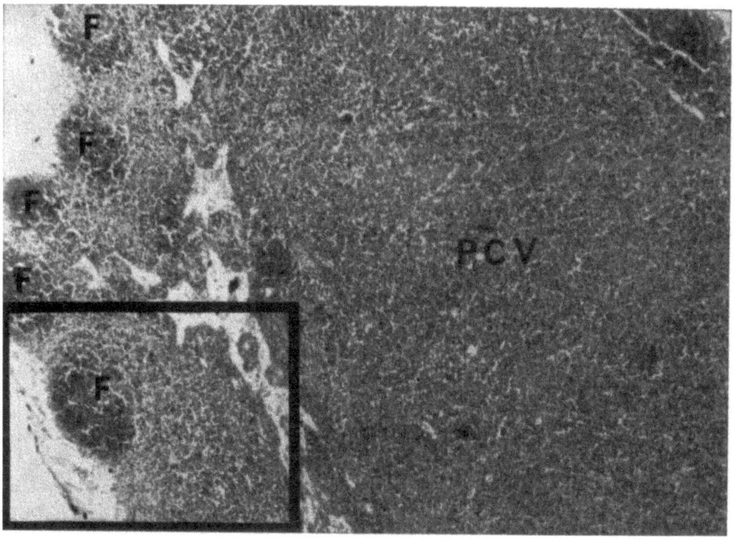

Abb. 2a

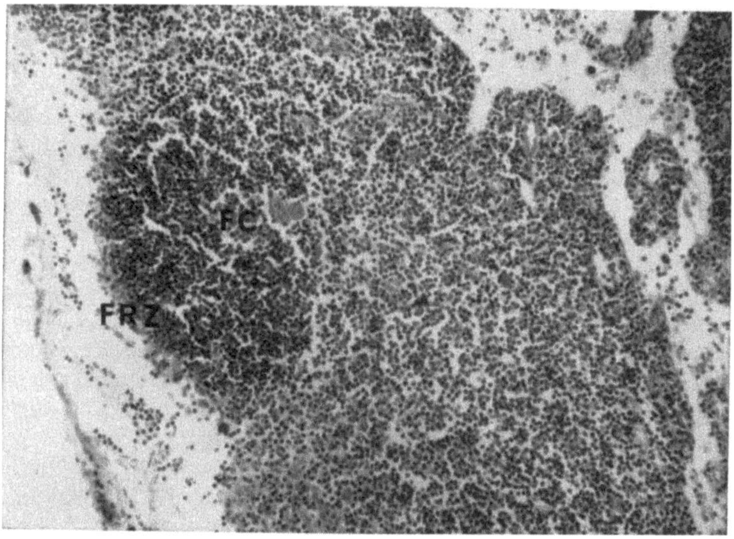

Abb. 2b

gegnung mit demselben Antigen erneuert wird, eine viel schnellere und heftigere Form von immunologischer Reaktivität auftreten als bei der ersten Konfrontation. Ob die kleinen Lymphozyten, die im Follikelzentrum gefunden werden, vom Knochenmark oder vom Thymus abstammen, ist noch nicht klar.

In den *parakortikalen Zonen* befinden sich langlebige kleine Lymphozyten. Diese Zellen stammen vom Thymus und bleiben davon abhängig. Darum werden die parakortikalen Zonen als thymusabhängige Gebiete bezeichnet. Auch hier findet nach antigener Stimulation eine Transformation der Lymphozyten statt. Die Blasten, die hier entstehen, vermehren sich und bilden die Lymphozyten, die für die zelluläre immunologische Reaktivität (S. 20) verantwortlich sind.

Die immunologischen Prozesse in der Milz laufen in gleicher Weise ab, nur daß sich das thymusabhängige Gebiet in diesem Organ in der periarteriolären Lymphozytenscheide befindet.

Verarbeitung des Antigens (Abb. 3)

Wenn ein Immunogen zum ersten Mal in ein Individuum eindringt, wird es durch Makrophagen phagozytiert. Falls das aktive immunogene Material im *Makrophagen* nicht vernichtet wird, sondern darin in einer Form bewahrt bleibt, die eine Interaktion mit dem Lymphozyten fördert, sind die antigenen Determinanten des Immunogens imstande, kleine Lymphozyten zur Bildung von *Blasten* zu stimulieren. Nachdem nur einzelne Lymphozyten durch einen antigenen Determinant stimuliert werden, vermutet man, daß ausschließlich in diesen einzelnen Zellen eine *antigen-erkennende Struktur* vorliegt, die mit diesem einen antigenen Determinant eine spezifische Bindung eingehen kann. Im Fall der Lymphozyten, die für die zelluläre Reaktivität verantwortlich sind (S. 20), muß man annehmen, daß eine solche Bindungsgruppe eine mit dem Fab-Teil des Antikörpers (S. 19) übereinstimmende Struktur hat.

Dieses angenommene Prinzip beruht auf der spezifischen Wiedererkennung antigener Determinanten. Da die „antigen-wiedererkennende Struktur" ein Teil der Lymphozytenzellmembran ist, muß die Kodierung dieser Struktur in der DNA des Lymphozytenkerns festgelegt sein. Man kann sich schwer vorstellen, daß die DNA eines Individuums eine Variabilität haben könnte, die das Entstehen unzähliger Bindungsgruppen ermöglichen würde. Vielleicht ist die Zahl auch nicht außergewöhnlich groß, dennoch ist das Resultat eine Ansammlung heterogener immunkompetenter Zellen, die hinsichtlich einer determinanten Gruppe über eine mehr oder weniger gut passende Struktur verfügen.

Bei der zweiten Berührung mit dem Immunogen wird dieses nicht immer durch Makrophagen phagozytiert; es heftet sich aber an *Retikulumzellen* in den Follikeln, Randzonen und parakortikalen Bereichen. Dadurch wird ein besserer Kontakt mit den sogenannten „Gedächtniszellen" ermöglicht.

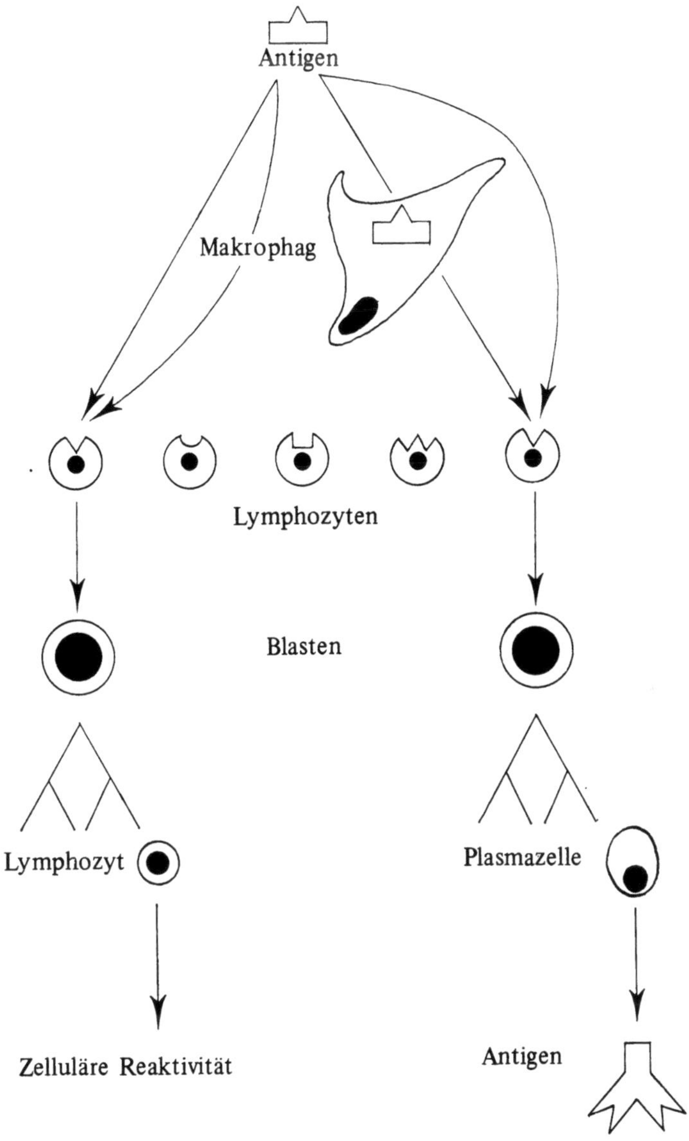
Antigen
Makrophag
Lymphozyten
Blasten
Lymphozyt
Plasmazelle
Zelluläre Reaktivität
Antigen

Abb. 3

V. ZWEI ARTEN VON REAKTIVITÄT

Die spezifische Reaktivität des immunologischen Systems muß in zelluläre und humorale Reaktivität eingeteilt werden. Obwohl man über die humorale Reaktivität mehr weiß, ist die zelluläre Reaktivität bei den Autoimmunkrankheiten sicher genau so wichtig.

Humorale Reaktivität

Die humorale Reaktivität wird durch im Blut zirkulierende *Antikörper* getragen. Antikörper sind bestimmte Serumproteine, die *Immunglobuline* genannt werden (Ig). Zur Zeit kennt man 5 verschiedene Immunglobulinklassen, die mit den Buchstaben G, A, M, D und E bezeichnet werden. Die drei erstgenannten (IgG, IgA und IgM) sind am besten bekannt.

Auf Grund ihrer Differenz in Ladung und Molekulargröße sind sie voneinander zu unterscheiden. Das IgG läuft bei der Elektrophorese als Gammaglobulin, IgA und IgM hauptsächlich als Betaglobulin. Auch mit der Ultrazentrifuge können Immunglobuline voneinander getrennt werden. Die Molekulargewichte sind unter anderem darin verschieden, daß bei manchen Immunglobulinen aus den Basismolekülen (Abb. 4) Polymere gebildet werden. So ist das IgM-Molekül aus einem Ring von 5 Basismolekülen aufgebaut. Die Mengen, in denen die Immunglobuline der diversen Klassen im Serum vorkommen, weichen untereinander stark ab. Auch die normalen Serumspiegel der Immunglobuline derselben Klasse sind sehr verschieden (Tabelle I).

Tabelle I. Eigenschaften von Immunglobulinen

Klasse	H-Kette	Molekulargewicht	Normale Spiegel im menschlichen Serum	
			minimal (mg/100 ml)	maximal (mg/100 ml)
IgG	γ	150 000	600	1600
IgA	α	150 000	20	500
IgM	μ	900 000	50	200
IgD	δ	150 000	0,3	40
IgE	ϵ	190 000	0,0001	0,0007

Obwohl die Immunglobuline verschiedener Klassen also Unterschiede aufweisen, sind sie einander doch sehr ähnlich. Alle Immunglobuline sind nämlich aus zwei schweren (H=heavy) und zwei leichten (L=light) Aminosäurenketten aufgebaut. Diese Ketten sind durch *-S-S-*Brücken miteinander verbunden. Wir müssen uns das Molekül vorstellen, so wie es in Abb. 4 dargestellt ist. Die Wellenlinie zeigt die Teile der H- und L-Ketten, deren Aminosäurenreihenfolge je nach Molekül

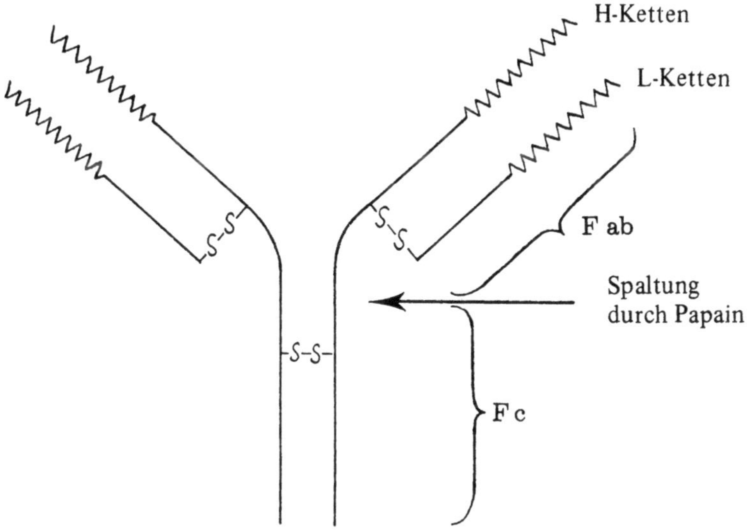

Abb. 4. Immunglobulinmolekül

stark variiert. Das sind die Teile des Immunglobulins, die eine Bindung mit dem Antigen zustandebringen können.

Durch Einwirkung von Papain wird das Molekül in 2 Fab-Fragmente, die noch Antikörpereigenschaften haben, und in ein kristallisierbares Fc-Fragment geteilt (Abb. 4).

Durch chemische Reduktion von Immunglobulin können die *-S-S-*Brücken unterbrochen und die H- und L-Ketten voneinander geschieden werden. Die H-Ketten von den Immunglobulinen verschiedener Klassen zeigen untereinander Unterschiede und werden aus diesem Grunde mit den Buchstaben γ, α, μ, δ und ϵ bezeichnet, wenn sie respektive von IgG, IgA, IgM, IgD oder IgE abstammen. Es gibt nur 2 Arten L-Ketten, die mit den Buchstaben κ und λ angegeben werden.

Ein IgA-Globulin kann also auf zweierlei Weise zusammengesetzt sein: κ-α-α-κ oder λ-α-α-λ. In dem gesamten Immunglobulinbestand eines Individuums kommen normalerweise doppelt so viel κ- wie λ-Ketten vor.

Bei Patienten mit *Plasmazelltumoren* (Morbus Kahler oder Waldenström) besteht eine Wucherung bestimmter Plasmazellen, die nur Immunglobuline einer Art (oder dessen Teile) produzieren. Im Serum, manchmal auch im Urin, werden diese wiedergefunden. Dann spricht man z.B. von einem IgG-Myelom, Typus-κ, damit andeutend, daß eine abnorm große Menge κ-λ-λ-κ-Immunglobulin produziert wird. Ein solcher Plasmazelltumor wird als eine *monoklonale Wucherung* bezeichnet, weil hier ein hemmungsloses, von einer Stammzelle ausgehendes Wachstum von Plasmazellen auftritt. Bei einer polyklonalen Antikörperbildung ist das Verhältnis der leichten Kette stets $\kappa:\lambda = 2:1$.

Antikörperbildung

Die Immunglobuline werden in den Plasmazellen und in ihren Vorläufern produziert. Diese Zellen müssen also imstande sein, Proteine in der Form von Immunoglobulin zu bilden, die in ihren Eigenschaften so variieren, daß sie mit verschiedenen Antigenen eine spezifische Reaktion auslösen, während die Immunglobuline selbst doch typische Eigenschaften besitzen, die genetisch zu dem produzierenden Individuum gehören. Jede Plasmazelle kann wahrscheinlich nur einen Immunglobulintyp erzeugen mit einer Art leichter Kette, so z.B. nur λ-γ-γ-λ-Immunglobuline, wobei die Spezifität eines solchen Immunglobulins sehr hoch ist. Hieraus folgt, daß jeder Mensch über eine Anzahl verschiedener Plasmazellen verfügen muß, um eine breite humorale Reaktivität aufzubauen zu können.

Wir glauben, daß verschiedene Stammzellen Gruppen von Tochterzellen in der Form von Plasmazellen gebildet haben. Solche Nachkommen einer Stammzelle werden als *Klon* bezeichnet. Diese Entwicklung verläuft über die kleinen kurzlebigen Lymphozyten (Abb. 3).

Besonders die Antigene, die leicht durch das Blut transportiert werden, rufen die humorale Reaktivität hervor.

Bei der ersten Bekanntschaft mit dem Antigen wird die Antikörperproduktion träge in Gang kommen. Meistens werden zuerst IgM- und erst später IgG-Antikörper gebildet. Eine wiederholte Konfrontation mit demselben Antigen führt zu einer schnellen und heftigen Entwicklung von meistens zu der IgG-Klasse gehörenden Antikörpern. Wahrscheinlich werden IgM und IgG durch verschiedene Zellsorten produziert. Das IgG wird größtenteils durch Plasmazellen, die aus den „Gedächtniszellen“ stammen, gebildet. Obwohl die Art und Weise, auf die IgM- und IgG-Globuline mit einem Antigen reagieren, verschieden ist, ist die Spezifizität hinsichtlich des Antigens nahezu gleich. Die IgM-Globuline sollen zu besserer Antigenelimination imstande sein.

Zelluläre Reaktivität

Von zellulärer Reaktivität spricht man meistens in Verbindung mit diagnostischen Reaktionen des verzögerten oder aufgeschobenen Typs (z.B. die Tuberkulinreaktion von Mantoux und die Kontakt-Überempfindlichkeit der Haut, die etwa für Nickel besteht). Darüber hinaus ist aber heute der Begriff der zellulären Reaktivität für die Transplantationsimmunologie und im Bereich der Autoimmunkrankheiten von größter Wichtigkeit. Weiterhin ist zelluläre Reaktivität von klinischer Bedeutung für die Abwehr chronischer bakterieller Infektionen und akuter Viruserkrankungen, wie Influenza, Mumps oder Masern.

Kennzeichnend für die zelluläre Reaktivität ist die Tatsache, daß diese auf andere Individuen nur durch Injektion von lymphoiden Zellen, aber nicht durch die von Serum übertragbar ist. Die soeben erwähnten diagnostischen Reaktionen mit verzögerter Überempfindlichkeit sind dadurch charakterisiert, daß nach intrakutaner Injektion eines Antigens, das das Individuum schon als „fremd“ erkannt hat, nach anfänglich granulozytärer Reaktion während der ersten 12 Stunden um ein perivaskuläres Infiltrat von Lymphozyten und

Makrophagen Gewebedestruktion auftritt. Darauf folgt nun eine unspezifische Entzündungsreaktion.

Es ist möglich, daß die langlebigen Lymphozyten dabei selbst mit einem Antigen direkt reagieren können, obwohl dieses Antigen nicht zu den Lymphdrüsen transportiert wird. Wie die Reaktion zwischen dem Lymphozyten und dem Antigen zustandegebracht wird, ist noch nicht bekannt. Eine solche periphere Reaktion veranlaßt eine periphere, doch zugleich auch eine zentrale (Lymphdrüse und Milz) lymphozelluläre Proliferation. Diese Proliferation findet hauptsächlich in den sogenannten thymusabhängigen Gebieten statt (S. 16). Neonatale Thymektomie beeinflußt die zelluläre Reaktivität eines Individuums in negativem Sinn.

Möglicherweise ist der größte Unterschied zwischen zellulärer und humoraler Reaktivität, daß erstere gesehen wird, wenn aus einem lebenden Transplantat ein träges Immunogen nur langsam in die Zirkulation aufgenommen wird, während humorale Reaktivität hauptsächlich gegenüber leicht mobilisierbaren Antigenen auftritt. Im ersten Falle wird das Antigen in der Peripherie erkannt, im zweiten Fall hauptsächlich in den Lymphdrüsen und in der Milz. Meistens sieht man jedoch eine Kombination beider Arten von Reaktivität.

VI. IMMUNOLOGISCHE TOLERANZ

Ein Individuum hat außer der spezifischen Reaktivität auf körperfremde Antigene auch einen *spezifischen Mangel* an Reaktivität gegenüber den eigenen Antigenen. So z.B. ist ein Mensch normalerweise nicht in der Lage, Antikörper gegen sein eigenes Insulin zu produzieren, obwohl er dies gegen das kaum davon abweichende Rinderinsulin sehr wohl tut. Daß das menschliche Insulin doch ein Antigen ist, beweist die Tatsache, daß ein Meerschweinchen dagegen gut Antikörper bilden kann.

Burnet entwickelte die Vorstellung, daß ein Mechanismus im immunologischen System „körperfremd" von „körpereigen" unterscheiden kann. Dieser Mechanismus müßte sein Wissen während des fetalen Lebens sammeln, so daß während des weiteren Lebens keine Reaktivität gegen körpereigene Antigene auftreten würde. Tatsächlich konnte dies nachgewiesen werden durch Injektion großer Mengen fremder Milz-, Knochenmark- oder Lymphdrüsenzellen in neugeborene Tiere. Abgesehen davon, daß manchmal eine Reaktion der verabreichten immunologisch kompetenten Zellen mit den Geweben des neugeborenen Tieres auftrat – das diese Zellen noch nicht abstoßen konnte, weil sein immunologisches System für diesen Zweck noch nicht genug entwickelt war – fiel auf, daß das Tier später gegen Transplantate jenes Tieres, von dem die Zellen abstammten, keine immunologische Reaktivität zeigte.

Dieses Phänomen, *immunologische Toleranz* genannt, kommt auch in der Natur vor. Es war sogar die Entdeckung dieses Phänomens, die den Impuls zu den soeben beschriebenen Untersuchungen gab. Wenn bei zweieiigen Zwillingen (Mensch oder Tier) eine plazentare Anastomose besteht, wird ein Austausch von Blut mit den darin enthaltenen hämopoetischen Stammzellen und Lymphozyten erfolgen. Solche Zellen werden auch im weiteren Leben toleriert und leben „wie in einer Gewebezucht" im anderen Tier weiter. Dann spricht man von *„Chimärismus"*. In diesem Falle werden Gewebetransplantate gegenseitig nicht als fremd erkannt, also auch nicht abgestoßen.

Auch ohne Chimärismus kann Toleranz für körperfremde Antigene erzielt werden. Wurden Antigene in großen Mengen in der perinatalen Periode verabreicht, z.B. in der Form von Proteinen oder Polysacchariden, konnte bei späterer Verabreichung desselben Antigens keine immunologische Reaktivität hervorgerufen werden. Um eine solche Toleranz zu erhalten, muß das Antigen regelmäßig gegeben werden. Zugleich wurde deutlich: je geringer phylogenetisch entfernt die antigen-liefernde Tierart war, desto leichter konnte Toleranz erzielt werden.

Wenn später, im erwachsenen Alter, übrigens auch wieder durch Verabreichung einer großen Menge Antigens, Toleranz herbeigeführt wird, spricht man von *Immunparalyse*. Unter einer großen Menge Antigen versteht man dabei eine Quantität, die viel größer ist als die, mit der immunologische Reaktivität auslösbar ist. Auch eine extrem kleine Dosis Antigen kann manchmal Immuntoleranz hervorrufen. Auch hier ist es die Diskrepanz zwischen Antigenmenge und Kapazität des immunologischen Systems, die es ermöglicht, Toleranz herbeizuführen.

Burnet glaubte, das Phänomen der Immuntoleranz mit der Supposition erklären zu können. Er war der Ansicht, daß die Zellen des immunologischen Systems aus Zellen entstanden sind, die nur durch ein Antigen zur Reaktivität gebracht werden können. Seiner Meinung nach sollte das immunologische System aus Klonen aufgebaut sein, die von diesen Zellen stammen, während das Antigen nur Zellen des dazugehörigen Klones selektiert und die Proliferation dieses Klones die Reaktivität auslöst. Während des fetalen Lebens sollten jedoch die vorhandenen körpereigenen Antigene die Zellproliferation ihres Klones gerade hemmen oder eliminieren. Geschieht letzteres nicht oder nicht in genügendem Maße, dann sollte dieser „verbotene Klon" die Antikörperbildung veranlassen. Ob diese Theorie in allen Aspekten richtig ist, ist sehr fraglich.

Eine Schlußfolgerung wäre, daß die Diskrepanz zwischen der angebotenen Antigenmenge und der Kapazität des immunologischen Systems, der wichtigste Faktor bei dem Entstehen immunologischer Toleranz ist. Einfacher als die zelluläre ist die humorale Reaktivität durch Verabreichung einer großen Antigendosis zu unterdrücken.

VII. AUTOIMMUNITÄT

Wenn die immunologische Reaktivität teilweise gegen Antigene des Individuums selbst gerichtet ist, spricht man von Autoimmunität. In diesem Falle ist die *spezifische immunologische Toleranz*, die normalerweise für autologe Antigene besteht, durchbrochen. Warum diese Toleranz manchmal durchbrochen wird, ist unklar, ebensowenig wie das Gegenteil, nämlich warum die Toleranz in der Regel aufrechterhalten bleibt. Außerdem ist es fraglich, ob die Grenze zwischen Toleranz und Autoimmunität so scharf gezeichnet ist, wie vermutet wird.

Wie schon vorher besprochen, sind für die erworbene immunologische Toleranz vier Faktoren von wesentlicher Bedeutung:

1. Der *Zeitpunkt*, zu dem das immunologische System und das Antigen sich treffen.
2. Die *Häufigkeit*, mit der dieses Zusammentreffen stattfindet;
3. Die *Dosis*, in der das Antigen dargeboten wird;
4. Der Grad, in dem die Spezies, von der das Antigen stammt, mit dem Empfänger *verwandt* ist.

Man kann annehmen, daß für autologe Antigene der Zeitpunkt des Zusammentreffens *früh* ist, nämlich daß dies in die embryonale Entwicklungsphase fällt; dieser Kontakt wird in der Regel *erhalten* und die zur Verfügung stehende Antigenmenge ist *groß*. Selbstverständlich ist die Verwandtschaft mit dem Individuum selbst *sehr eng*.

Merkwürdigerweise können bei Autoimmunkrankheiten keine eindeutigen Fälle angegeben werden, in denen Autoimmunität mit Sicherheit auf den Durchbruch der Toleranz zurückzuführen ist, weil eine der genannten Bedingungen nicht erfüllt wird. Doch kennt man Situationen, in denen das autologe Antigen das immunologische System schlecht oder erst spät in der Ontogenese erreichen kann, z.B. weil das Antigen anfänglich durch eine feste Kapsel verschlossen ist, oder weil das Antigen erst spät in der Ontogenese erscheint. Kommen solche autologe Antigene durch irgendeine Ursache doch mit dem immunologischen System in Kontakt, können sie eine Autoimmunreaktion gegen diese Antigene verursachen.

So glaubt man, daß eine facogene Uveitis die Folge des freigewordenen Augenlinsenantigens (z.B. bei einer Linsenextraktion) sein kann (S. 56). Auch die Sterilität, die nach Okklusion des Ductus deferens manchmal bei Männern zugleich mit dem Erscheinen von Autoantikörpern gegen Sperma auftritt, beruht wahrscheinlich auf einem ähnlichen Mechanismus.

Was das Entstehen von Autoimmunität betrifft, unterscheiden man zwei Möglichkeiten:

1. *Veränderungen autologer Antigene*, oder andere Abweichungen der normalen Toleranz;
2. *Veränderungen des immunologischen Systems.*

Veränderungen der autologen Antigene

1. Die wichtigste Ursache für das Durchbrechen der immunologischen Toleranz ist wahrscheinlich eine sehr *geringe Veränderung des autologen Antigens.* Hierbei kann ein solches, nur wenig verändertes und somit nicht mehr vollständig eigenes Antigen im immunologischen System eine Reaktivität her-

vorrufen, die zwischen dem veränderten und dem unveränderten Antigen nicht unterscheiden kann (Abb. 5).

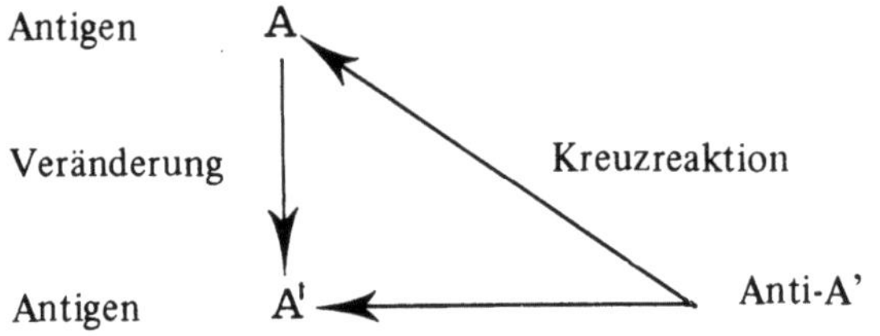

Abb. 5. Veränderung eines autologen Antigens führt zu kreuzreagierenden Antikörpern

Verwandelt sich eine Antigen z.B. von A in A', dann können Antikörper gebildet werden, die nicht nur mit A' sondern auch mit A reagieren; das sind die sogenannten *kreuzreagierenden Antikörper.* Charakteristisch für eine auf diese Weise durchbrochene Toleranz ist, daß sie nur vorübergehend besteht. Verschwindet das veränderte Antigen (A') aus irgendeinem Grunde, dann werden die kreuzreagierenden Antikörper auch langsam verschwinden und das ursprüngliche Antigen (A) bleibt bestehen. Ein ähnliches Phänomen verursacht wahrscheinlich die hämolytische Anämie bei Patienten mit einer Ovarialzyste (S. 44). Diese Zysten können große Mengen denaturierter Blutgruppensubstanz enthalten. Dadurch können Antikörper entstehen, die mit den eigenen Erythrozyten kreuzreagieren. Nach Ovarektomie verschwinden die Antikörper und die hämolytische Anämie der Patientin wird geheilt. Auch das Postperikardiotomie- und Postmyokardinfarktsyndrom beruhen wahrscheinlich auf einem ähnlichen Mechanismus (S. 41).

2. Eine ähnliche Situation kann man sich auch vorstellen, wenn *exogene Antigene*, z.B. Bakterien oder Medikamente, antigene Determinanten enthalten, die den *autologen Antigenen sehr ähnlich sind.* Auch dadurch können kreuzreagierende Antikörper hervorgerufen werden. Es wurde nachgewiesen, daß hämolysierende Streptokokken der Gruppe A Antigene enthalten, die mit den antigenen Strukturen des menschlichen Herzmuskelgewebes übereinstimmen. Antikörper gegen solche Streptokokken können dann auch mit Herzmuskelgewebe kreuzreagieren. In welcher Hinsicht diese Antikörper für die Pathogenese der rheumatischen Karditis wichtig sind, kann noch nicht festgestellt werden (S. 45).

3. Wir hatten schon auf die Möglichkeit hingewiesen (S. 23), daß manche autologe *Antigene* so *eingekapselt* sind, daß sie das immunologische System schlecht erreichen. Eine Lücke in einer solchen Kapsel kann ebenfalls zur Autoimmunität führen.

4. Auf zellulärem Niveau kann auch bei Erythrozyten etwas ähnliches gesche-

hen. Dann spricht man von *Aktivierung latenter Antigene.* In diesem Falle ist das zelluläre Autoantigen normalerweise schwer erreichbar, kann jedoch unter dem Einfluß gewisser Enzyme freigelegt werden. Nachdem Antikörper gegen ein solches Antigen zu den sogenannten natürlichen Antikörpern gehören (das sind Antikörper, die bereits in einem sehr frühen Stadium bestehen, obwohl von nachweisbarer Immunisation keine Rede sein kann), kann man nach Freilegung des Antigens von einem Autoimmunphänomen sprechen. Möglicherweise erscheint dieses Phänomen in der Form einer Erythrozytenantigenaktivierung durch Neuraminidase, die von bestimmten Mikroorganismen stammt (S. 58).

5. Manche Medikamente können sich als Hapten an körpereigene Antigene heften, wodurch als neue Antigene funktionierende *Komplexe* entstehen. In diesem Fall bilden weder das Medikament noch das ursprüngliche Antigen genug Anregung für das immunologische System zur Umschaltung auf Reaktivität. Die Kombination dieser beiden ist jedoch wohl dazu imstande. So z.B. kann Thrombopenie durch Antikörper gegen den Thrombozyten-Chinidin-Komplex entstehen (S. 60). Es ist auch möglich, daß Erythrozyten allein als Träger für ein Medikament auftreten. Antikörper gegen ein solches Medikament können den Träger an der Reaktion beteiligen. Diese Situation, die z.B. bei dem Erythrozyten-Penicillin-Komplex vorkommt, ist selbstverständlich kein echtes Beispiel für Autoimmunität (S. 60).

Veränderungen im immunologischen System

Über Veränderungen im immunologischen System, die zu Autoimmunphänomenen führen können, ist viel weniger bekannt als über die oben beschriebenen eventuellen Ursachen von seiten des Antigens. Wir wissen, daß eine *abnorme Proliferation* von Zellen des lymphatischen Systems mit Autoimmunität verbunden ist. So eine lymphozelluläre Proliferation kann sowohl Folge bösartiger Prozesse sein, als auch durch Virusinfektionen verursacht werden. Bisher ist nur bei einer Krankheit von einer Proliferation gewisser lymphozytärer Zellklone ist die Rede. Bei dieser Krankheit, nämlich der chronischen Kältehämagglutininkrankheit (S. 106), sind echte *monoklonale Autoantikörper* feststellbar, da diese Zellen fast ausschließlich IgM-Globuline mit leichten Ketten des κ-Typs produzieren. Bei allen anderen Formen von Autoimmunität sieht man polyklonale Antikörperbildung und Antikörper mit einem ziemlich normalen Verhältnis von leichten κ- und λ-Ketten (S. 20). Außerdem sind die Autoantikörper in diesen Fällen in der Regel nicht auf eine Klasse der Immunoglobuline beschränkt. Es wird aber dadurch nicht ausgeschlossen, daß eine Veränderung des immunologischen Systems stattgefunden hat.

Thymektomie – sofort nach der Geburt – kann außer einer lymphoiden Depletion auch den Autoimmunphänomenen ähnliche Symptome hervorrufen. Möglich ist, daß krankhafte Thymusveränderungen einen mit der Thymektomie vergleichbaren Effekt auslösen.

Das wichtigste Argument für die Annahme, daß eine Veränderung des immunologischen Systems zu Autoimmunität führt, ist das *breite Spektrum serologischer Veränderungen,* das bei vielen Autoimmunkrankheiten festzustellen ist. Es ist selbstverständlich leichter, dieses Phänomen mit einer Veränderung im immunologischen System zu erklären, als sich vorzustellen, daß verschiedene autologe Antigene durch eine gemeinsame Ursache verändert worden wären. Doch ist letzteres nicht unmöglich, weil man weiß, daß manche Virusinfektionen verschiedene Organe bevorzugen.

Virusinfektionen als Ursache von Autoimmunkrankheiten

Zusammenfassend kann man annehmen, daß Autoimmunkrankheiten entweder durch eine Veränderung von seiten des Antigens her oder durch eine Veränderung des immunologischen Systems entstehen. Wie schon erwähnt, kann man sich manchmal ein mehr oder weniger klares Bild einer solchen Veränderung machen. Oft ist dies jedoch nicht der Fall. Es ist möglich, daß die Veränderungen, von denen man bisher dachte, sie wären idiopathischer Art, die Folge exogener Faktoren sind, eventuell in dafür prädisponierten Individuen. So wäre es möglich, einerseits an Virusinfektionen, die eine Veränderung an gewissen zellulären Antigenen verursachen können, andererseits an eine virale Infektion des immunologischen Systems zu denken.

Der Gedanke an eine Virusinfektion als eventuelle Ursache von Autoimmunkrankheiten wird bestätigt durch Beobachtungen bei Mäusen des New-Zealand-Black (NZB)-Inzuchtstammes. Über Autoantikörper gegen Erythrozyten entwickeln Mäuse dieses Inzuchtstammes eine spontane autoimmunhämolytische Anämie. Außerdem zeigen diese Tiere antinukleäre Antikörper, erhöhte Immunglobulinspiegel im Serum, proliferative Veränderungen in den lymphoiden Geweben und Nierenerkrankungen. Die Krankheit trägt einen Erbcharakter. RNS-Viruspartikel sind in diversen Geweben und in der Milch dieser Mäuse nachgewiesen. Ob damit Krankheitssymptome auf andere Mäuse übertragen werden können, ist noch fraglich.

Genetische Prädisposition

Bei Autoimmunkrankheiten mit unbekannter Genese kann angenommen werden, daß die genetische Konstitution eine wichtige Rolle spielt. Die Anlage, gewisse Autoantikörper zu bilden, ist manchmal sogar genetisch bestimmt. So ist es sehr wahrscheinlich, daß die Anlage Autoantikörper gegen die Parietalzellen des Magens zu entwickeln, durch ein autosomales dominantes Gen bestimmt wird (S. 65). Noch größer scheint die Wichtigkeit der genetischen Konstitution, wenn spontan vorkommende Autoimmunphänomene bei gewissen Inzuchttiersorten studiert werden. Die soeben genannten New-Zealand-Black (NZB)-Inzuchtmäuse, die unter anderem an einer autoimmunhämolytischen Anämie leiden, sind ein Beispiel dafür.

Pathogenese

So wie bei jeder Art immunologischer Reaktivität, muß man bei der Autoimmunität humorale und zelluläre Reaktionsformen unterscheiden.

Die *humorale Reaktivität,* die sich in Autoantikörperproduktion äußert, ist bei der autoimmunhämolytischen Anämie von direkter pathogenetischer Wichtigkeit, weil die Anwesenheit von Autoantikörpern gegen Erythrozyten zu beschleunigtem Abbau dieser Zellen führen kann. Auch bei Krankheiten wie z.B. Goodpasture-Syndrom (S. 55), Morbus Basedow, Pemphigus und idiopathischer Thrombopenie wird angenommen, daß die Autoantikörper die Pathogenese beeinflussen. Hier noch der Hinweis, daß ein Teil der Autoantikörper beim Morbus Basedow wahrscheinlich die Hyperfunktion der Schilddrüse verursacht. Diese Antikörper sind als „long acting thyroid stimulator" bekannt (LATS) (S. 62). Wichtig ist es, darauf hinzuweisen, daß in manchen Situationen autologe Antigene mit den Autoantikörpern einen *zirkulierenden Komplex* bilden können. Solche Komplexe können, nachdem sie an das Komplement gebunden sind, zur Blutgefäßschädigung führen. Für die Glomeruluskapillaren sind diese Blutgefäßläsionen am ärgsten. Sowohl zwischen den Endothelzellen und der Basalmembran als auch in der Basalmembran selbst und zwischen der Basalmembran und den Ausläufern der Epithelzellen werden dann Präzipitate von Immunkomplexen und Komplement nachgewiesen. Dabei werden regelmäßig Granulozyten gefunden. Diese Art von Glomerulonephritis wird Komplexnephritis genannt.

Für die Pathogenese der übrigen Autoimmunkrankheiten sind die lymphozellulären Infiltrate als Erscheinungsform *zellulärer Reaktivität* von großer Bedeutung. Die genannten Infiltrate führen häufig zur Destruktion und schließlich zur Fibrosierung der angegriffenen Organe, obwohl nicht immer der vollständige Verlust der Organfunktion eintritt.

Die Zerstörung erfolgt beim primären Myxödem oder bei der primären Form des Morbus Addison infolge Autoimmunthyreoiditis oder -adrenalitis. Die anwesenden Autoantikörper können als sekundär betrachtet werden, obwohl ein solches Epiphänomen von großer diagnostischer Wichtigkeit ist. Selbstverständlich führt in manchen Fällen nur die Kombination humoraler und zellulärer Reaktivität zu wahrnehmbaren Veränderungen.

VIII. EINTEILUNG DER AUTOIMMUNKRANKHEITEN

Autoimmunkrankheiten können in zwei Gruppen eingeteilt werden, nämlich in die Erkrankungen, bei denen der kausale Faktor mehr oder weniger festgestellt werden kann, und jene Krankheiten, bei denen vorläufig noch Kenntnisse zur Genese fehlen. Die erste Gruppe wird als „erworbene Autoimmunkrankheiten" bezeichnet. Nachdem diese Bezeichnung jedoch oft als Gegenstück für kongenitale Erkrankungen gebraucht wird, ist *„sekundäre Autoimmunkrankheiten"* vorzuziehen. Die zweite Gruppe kann aber nicht ohne weiteres primäre Autoimmunkrankheiten genannt werden. Aus diesem Grunde wird hier der Ausdruck *idiopathische Autoimmunkrankheiten* gebraucht. Obwohl diese Teilung – was den Namen betrifft – die kausalen Unterschiede betont, rechtfertigen doch auch andere Unterschiede dieser Gruppen die Einteilung. Schon die Beziehungen, die idiopathische Autoimmunkrankheiten miteinander haben, sind Grund genug, um diese Krankheiten gemeinsam zu betrachten.

Auch die Autoimmunkrankheiten des Blutes könnten in sekundäre und idiopathische Formen eingeteilt werden. Eine eindeutige Trennung ist hier aber viel schwerer. Die sekundären und idiopathischen Erscheinungsformen haben sowohl klinisch als serologisch so viel gemeinsam, daß sie vorläufig zusammen betrachtet werden können. Für die Polyagglutinabilität der Erythrozyten, die hämolytische Anämie bei Patientinnen mit Ovarialtumoren und für die iatrogenen Autoimmunkrankheiten des Blutes kann eine Ausnahme gemacht werden, weil diese sich deutlich von den idiopathischen Krankheitsbildern unterscheiden.

Sekundäre Autoimmunkrankheiten

Diese Erkrankungen, bei denen man einen kausalen Faktor kennt, werden in Krankheiten eingeteilt, bei denen:

a. *Veränderungen der autologen Antigene* zu einer Antikörperproduktion geführt haben. Die Antikörper reagieren auch mit unveränderten Autoantigenen:
   - Postperikardiotomie-Syndrom
   - Postmyokardinfarkt-Syndrom
   - Hämolytische Anämie bei Ovarialtumoren

b. *Exogene Antigene – den Autoantigenen ähnlich* – in den Körper eingedrungen sind, was zur Antikörperproduktion führt. Diese Antikörper reagieren auch mit Autoantigenen:
   - Rheumatische Karditis
   - Glomerulonephritis nach Streptokokkeninfektion
   - Colitis ulcerosa
   - Enzephalomyelitis nach Tollwutimpfung

c. Klassifikation zwischen a. und b. nicht möglich ist:
   - Sympathische Ophthalmie
   - Goodpasture-Syndrom

d. Zuvor eingekapselte Antigene eine *Lücke* zeigen:
   - Facogene Uveitis
   - Infertilität bei Männern durch Antikörper gegen Sperma

e. Eine *Aktivierung zellulärer Autoantigene* stattgefunden hat:
   - Polyagglutinabilität von Erythrozyten

f. *Iatrogene Autoimmunkrankheiten* des Blutes:
   - Iatrogene Thrombopenie, Anämie oder Leukopenie mit Antikörpern gegen Medikament-Blutzellen-Komplexe
   - Hämolytische Anämie nach α-Methyldopa-Behandlung.

Idiopathische Autoimmunkrankheiten

Auf Grund ihrer gegenseitigen Verwandtschaft können diese Krankheiten folgendermaßen eingeteilt werden:

a. *Lokalisierte idiopathische Autoimmunkrankheiten, die untereinander eine serologische und klinische Beziehung aufweisen:*
   - Autoimmunthyreoiditis
   - Morbus Basedow-Graves
   - Autoimmungastritis
   - Autoimmunadrenalitis
   - Idiopathischer Hypoparathyreoidismus
   - Vitiligo
   - Diabetes mellitus des Jugendalters
   - Primäre Ovarialdefizienz

b. *Andere lokalisierte idiopathische Autoimmunkrankheiten:*
   - Myasthenia gravis
   - Aktive chronische Hepatitis
   - Primär biliäre Leberzirrhose
   - Pemphigus
   - Parapemphigus
   - Lupus erythematosus chronicus

c. *Generalisierte idiopathische Autoimmunkrankheiten:*
   - Lupus erythematosus disseminatus
   - Primär chronische Polyarthritis
   - Sjögren-Syndrom
   - Sklerodermie
   - Polyarteriitis nodosa
   - Dermatomyositis

Autoimmunkrankheiten des Blutes

- Autoimmunhämolytische Anämie
- Idiopathische Thrombopenie.

Nachdrücklich muß darauf hingewiesen werden, daß viele dieser Krankheiten nur mit Vorbehalt unter die Autoimmunkrankheiten gerechnet werden können, was sich noch bei der speziellen Erörterung dieser Erkrankungen zeigen wird.

IX. KENNZEICHEN IDIOPATHISCHER AUTOIMMUNKRANKHEITEN

Die idiopathischen Autoimmunkrankheiten haben eine Anzahl gemeinsamer Merkmale, die es rechtfertigen, daß sie als eine Gruppe besprochen werden.

1. *Autoantikörper gegen Blutzellen, Serumproteine oder Gewebebestandteile kommen oft vor.* Diese Antikörper sind jedoch nicht bei allen Patienten mit einer bestimmten idiopathischen Autoimmunkrankheit zu finden, obwohl die Häufigkeit ihres Vorhandenseins manchmal an 100% grenzt. Zugleich muß festgestellt werden, daß der Titer der Antikörper im allgemeinen nicht mit der Schwere des Krankheitsbilds korreliert. Anders ausgedrückt: der Patient kann auch ohne nachweisbare humorale Autoimmunität an einer idiopathischen Autoimmunkrankheit leiden. Ausnahmen sind die autoimmunhämolytische Anämie, vermutlich Pemphigus und Morbus Basedow. Von großer Wichtigkeit ist, daß man im allgemeinen nicht behaupten kann, die Autoantikörper wären autoaggressiv. Nur Autoantikörper gegen Erythrozyten können zu erhöhtem Blutabbau führen. Möglicherweise gilt dasselbe für Antikörper gegen Thrombozyten, während auch ein autoaggressives Verhalten der Autoantikörper, die bei dem Goodpasture-Syndrom und beim Pemphigus vorkommen, vermutet werden kann. Bei den anderen Autoantikörpern ist derselbe Effekt nicht mit Sicherheit festgestellt. Das zeigte sich z.B. bei der Überprüfung der therapeutischen Wirkung von Antikörpern bei Leukämie-Patienten. Transfusionen mit einem antinukleäre Antikörper enthaltenden Serum hatten keinen Effekt beim Empfänger.
2. Alle idiopathischen Autoimmunkrankheiten, außer den Erkrankungen von Blutzellen und Phemphigus, zeigen *lympho-/plasmazelluläre Infiltrate* in den an der Krankheit beteiligten Organen. Solche Infiltrate sind aggressiv und führen zu Destruktion und Fibrose. Der Nachweis dieser Zeichen zellulärer Autoimmunität ist darum eigentlich für die Diagnostik viel wichtiger als der Nachweis von Autoantikörpern. Aus anderen Gründen ist es jedoch nicht immer möglich oder wünschenswert, Biopsien zu entnehmen.
3. Alle idiopathischen Autoimmunkrankheiten kommen *öfter bei Frauen als bei Männern vor.* Manchmal ist das Verhältnis Männer : Frauen 1 : 30, bei anderen Erkrankungen nur 1 : 2. In der Jugend ist der Geschlechtsunterschied am größten.
4. Die idiopathischen Autoimmunkrankheiten sind nicht immer progressiv, sondern verlaufen oft mit *Remissionen und Exazerbationen,* die sich sowohl in Wochen als in Jahren zeigen können. Ist die Krankheit von langer Dauer, kann ein nicht aktives, stationäres Stadium eintreten.
5. Man weiß, daß manche idiopathische Autoimmunkrankheiten klinisch schwer voneinander zu unterscheiden sind. Andere *idiopathische Autoimmunkrankheiten,* die klinisch große Unterschiede aufweisen, *kommen doch zugleich bei einem Patienten vor.* Diese Korrelation kann sofort auftreten,

kann aber auch mit Zwischenpausen von Jahren erscheinen. Im allgemeinen kann man sagen, daß Patienten, die an einer idiopathischen Autoimmunkrankkeit leiden, öfters als man vermuten würde auch eine andere ähnliche Erkrankung haben.

6. Auch *serologisch* äußert sich dieser Zusammenhang. Patienten mit einer Autoimmunkrankheit haben – öfters als vermutet – Autoantikörper, die gerade bei anderen Autoimmunkrankheiten am häufigsten gefunden werden.
7. Viele idiopathische Autoimmunkrankheiten zeigen eine *familiäre Prädisposition,* obwohl der erbliche Charakter nur für einzelne Erkrankungen festgestellt ist. Die Frequenz der Krankheit bei Frauen könnte auf eine an das X-Chromosom gebundene Vererbung deuten; bisher ist das jedoch nicht bewiesen. Im Gegenteil, es zeigte sich, daß alle für Untersuchungen zugängliche Faktoren autosomal übertragen werden.
   Die klinischen und serologischen Zusammenhänge zwischen den idiopathischen Autoimmunkrankheiten erstreckten sich auch auf die Familie der Patienten. Neben einer klinischen und serologischen Korrelation besteht also auch ein familiärer Zusammenhang.
8. Viele idiopathischen Autoimmunkrankheiten zeigen eine *Häufigkeitszunahme mit zunehmendem Alter.* Manche idiopathische Autoimmunkrankheiten sind typische Erkrankungen des Alters; andere äußern sich schon in den mittleren Jahren. Keine der Erkrankungen ist eine echte Kinderkrankheit, obwohl die Möglichkeit besteht, daß sie schon in der Jugend auftreten.

X. THERAPIE

Spezifische Therapie

Am liebsten würde man für die Behandlung von Autoimmunkrankheiten die immunologische Reaktivität hinsichtlich eigener Antigene unterdrücken. Leider ist das bis jetzt vollkommen unmöglich. Die momentan zur Verfügung stehende immunsuppressive Therapie ruft eine *aselektive Immunsuppression* hervor.

Das bedeutet, daß die immunologische Reaktivität gegen verschiedene Antigene in gleichem Maße unterdrückt wird. Seit kurzer Zeit ist es möglich, die zelluläre Reaktivität zu unterdrücken bei Erhaltung der humoralen Abwehrmöglichkeiten.

Das bedeutet, daß sich die Therapie meistens auf Behandlung der Krankheit beschränkt, was schon üblich war, bevor der Begriff Autoimmunkrankheit bekannt wurde. Man wird also auch weiterhin Myasthenia gravis mit Cholinesterase-Inhibitoren, perniziöse Anämie mit Vitamin B 12 und die Addison-Krankheit mit einer Substitution von Nebennierenrinden-Hormonen behandeln.

Kortikosteroide

Ungeachtet des soeben behaupteten Standpunktes ist die Behandlung vieler Autoimmunkrankheiten ohne Anwendung von Kortikosteroiden undenkbar.

Von den Kortikosteroiden sind es hauptsächlich die Deltakortikoide in der Form von *Prednison und Prednisolon*, mit denen der größte Effekt erzielt wird. Bei primär-chronischer Polyarthritis, Lupus erythematodes disseminatus, autoimmunhämolytischer Anämie und idiopathischer Thrombopenie werden Kortikosteroide mit Erfolg angewendet. Der Effekt von Kortikosteroiden liegt primär in der Suppression der Entzündungsreaktion. Sie haben außerdem eine lymphozytolytische Wirkung, die sich sowohl in der zellulären als in der humoralen Reaktivität äußert. Möglicherweise ist die Stabilisierung der Lysosomenmembran an den Granulozyten einer der Wege, auf dem sich die entzündungshemmende Wirkung vollzieht. Lysosome sind Zellorgane, die große Mengen lytischer Enzyme enthalten.

Alkylierende Stoffe

Diese Stoffe, in deren Gruppe Cyclophosphamid, Stickstofflost, Chlorambucil und Phosphoramide gehören, sind imstande, H-Atome durch eine Alkylgruppe zu ersetzen. Ihr Effekt kann mit Bestrahlung verglichen werden. Von diesen Mitteln wird momentan *Cyclophosphamid* am meisten gebraucht. Die genannten Stoffe hemmen den Zellteilungsprozeß und wirken darum hauptsächlich in Geweben, die sich rasch teilen, wie z.B. in Tumoren und im lymphatischen Gewebe zur Zeit einer antigenen Stimulation. Obwohl Cyclophosphamid also eigentlich den größten Effekt haben würde, wenn es kurz vor dem Entstehen einer Autoimmunkrankheit verabreicht werden könnte, ist es auch im späteren Stadium von großem Wert. Wahrscheinlich kommt das durch die entzündungshemmende Wirkung, die auch dieses Mittel besitzt. Möglicherweise ist dies Folge der hemmenden Wirkung, die dieser Stoff auf Enzymreaktionen ausübt, neben dem zerstörenden Einfluß auf die DNS-Replikation und „messenger-RNS"-Bildung. Bei der Behandlung des Lupus erythematodes disseminatus und der autoimmunhämolytischen Anämie kann Cyclophosphamid zur Unterstützung der Prednisontherapie von großem Wert sein.

Purin- und Pyrimidinderivate

Diese Stoffe sind den Basen ähnlich, die für den Aufbau von DNS gebraucht werden. Ihre Anwesenheit kann die normale Funktion der DNS zerstören. Meistens werden 6-Merkaptopurin und *Azathioprin* angewendet. Auch diese Stoffe wirken hauptsächlich während der lymphozellulären Proliferation nach dem Kontakt mit einem Antigen. So wie bei dem Cyclophosphamid kann man jedoch auch eine antiphlogistische Wirkung wahrnehmen. Worauf diese beruht, ist noch nicht klar. Auch diese Stoffe können neben Prednison therapeutisch eingesetzt werden.

Folsäureantagonisten

Hemmer von Folsäure, z.B. Methotrexat, blockieren die Wirkung eines Enzyms, das für die Bildung von Tetrahydropholat aus Dihydropholat nötig ist, und hindern dadurch indirekt die ungestörte Bildung von DNS in sich teilenden

Zellen. Sie bieten die Möglichkeit, die Lymphozytenproliferation nach dem Kontakt mit einem Antigen zu hemmen, obwohl diese Mittel für den Menschen ziemlich toxisch sind.

Antibiotika

Manche Antibiotika, so wie Actinomycin-D und Chloramphenicol haben einen störenden Einfluß auf Prozesse, die sich auf dem Weg DNS → „messenger-RNS" → Proteinproduktion abspielen. Selbstverständlich äußert sich dies unter anderem hauptsächlich bei der Proliferation nach antigener Stimulation. Man kann diese Stoffe darum als Immunsuppressiva gebrauchen.

Antilymphozytenserum

Wenn man Tieren menschliche Lymphozyten einspritzt, kann man ein Antiserum gewinnen, das mit Lymphozyten reagiert. Das aus dem Antiserum gewonnene Globulin ruft eine deutliche Hemmung der zellulären Reaktivität hervor. Charakteristisch für diese Therapie und oft auch von großem Vorteil ist die Tatsache, daß die humorale Abwehr besser erhalten bleibt. Die Wirkung des Antilymphozytenserums äußert sich hauptsächlich, wenn es vor oder während einer antigenen Stimulation verabreicht wird. Ein günstiger Effekt wurde jedoch auch bei schon bestehenden Autoimmunkrankheiten beschrieben. Das Serum zeigt ferner eine entzündungshemmende Wirkung, deren Hintergründe noch nicht deutlich sind. Das Antilymphozytenserum kann in Kombination mit anderen Immunsuppressiva gebraucht werden.

Gefahren

So wie bereits beschrieben, wirken alle genannten Immunsuppressiva unspezifisch. Als Folge davon hat der behandelte Patient eine verminderte Infektabwehr. Was das Antilymphozytenserum betrifft, gilt dies für die Abwehr viraler Infektionen. Die Immunreaktivität gegen bakterielle Krankheitserreger bleibt dabei größtenteils erhalten. Leider können bei der Behandlung mit diesem Serum Immunkomplex-Nephritiden auftreten. Diese werden durch Komplexe verursacht, die aus den Serumproteinen des Tieres, das das Antiserum geliefert hat, und aus Antikörpern des Patienten bestehen. Antikörper gegen Retikulumfasern, die auch mit glomerulären Basalmembranen reagieren können, bilden manchmal einen gefährlichen Bestandteil der Lymphozytenseren. Wahrscheinlich erhöht lange Behandlung die Möglichkeit für Malignität. Dies gilt jedoch nicht nur für das Antilymphozytenserum, sondern für alle Immunosuppressiva.

Im übrigen wirken die soeben beschriebenen immunsuppressiven Stoffe nicht nur auf die lymphatischen Zellen, sondern auch auf andere Zellen des Körpers toxisch. Leider wird deshalb eine entsprechende Immunsuppression erst bei einer toxischen Dosierung erreicht und das erste Anzeichen dieser Tatsache ist die Suppression der normalen Knochenmarksfunktion.

Handelsnamen

Ohne vollständig sein zu wollen, folgen hier die Handelsnamen einiger der bisher besprochenen Medikamente:

Prednison:	Decortin®, Hostacortin®, Ultracorten®
Prednisolon:	Decortin-H®, Deltacortril®, Hostacortin H® Ultracorten-H®
Alkylierende Substanzen:	Leukeran®, Tespamin®, Endoxan®, Myleran®, Alkeran®, TEM-„Lederle"®
Purin- und Pyrimidinderivate:	Fluoro-uracil „Roche"®, Imurel®, Purinethol®
Folsäureantagonisten:	Methotrexat® (Lederle)
Actinomycin D:	Mitomycin C®

XI. SEROLOGISCHE TECHNIKEN

In diesem Buch werden weiterhin verschiedene Methoden für den Nachweis humoraler Antikörper zur Sprache kommen. Um Wiederholungen zu vermeiden, besprechen wir erst einige der Standard-Methoden. Die Besprechung will allein versuchen, die Technik begreiflich zu machen und will nicht eine Beschreibung geben, die die Durchführung der Bestimmungsmethoden ermöglicht. Alle Methoden, die die An- oder Abwesenheit bestimmter Antikörper in Seren nachweisen wollen, beruhen auf demselben Prinzip, nämlich, daß es das Antigen und das Serum, das untersucht werden soll, zusammenbringt, in der Hoffnung, daß eine spezifische Reaktion sichtbar wird.

Präzipitationsreaktionen

Bei einem entsprechenden pH-Wert, einer bestimmten Elektrolytkonzentration und Temperatur können in flüssigem Milieu Antigen-Antikörper-Komplexe präzipitieren, nachdem sich Aggregate von diesen Komplexen gebildet haben. Die wichtigste Bedingung für eine optimale Präzipitationsreaktion ist jedoch das Verhältnis Antigen : Antikörper. Ist eine der Komponenten im Überschuß vorhanden, findet die Präzipitation eventuell nicht statt.

Ist das Antigen im Überschuß, so besteht der Komplex aus kleinen Aggregaten; in der Mitte ein Immunglobulin, auf den Seiten das Antigen. Sind die Antikörper im Überschuß, werden sie sich um ein Antigen gruppieren und auf diese Weise auch kleine Aggregate bilden. Bei einem optimalen Verhältnis entstehen jedoch große molekuläre Verbindungen, die leicht in Flockung übergehen. Die Möglichkeit, daß Immunkomplexaggregate präzipitieren können, wurde anfänglich zur Ausführung von sogenannten Ringtests benützt. In einem Röhrchen wurde die Antigenlösung vorsichtig auf die Antikörperlösung pipettiert, wonach auf der Trennungsfläche ein Präzipitationsring entstand.

Agargel-Diffusionstechnik (Ouchterlony)

Bei dem Ringtest wird das Präzipitat nach einer gewissen Zeit sinken. Um dies zu vermeiden, werden die Antikörper in Agargel eingebettet. Aus diesem Verfahren hat sich die sogenannte Doppeldiffusionstechnik entwickelt. Ouchterlony, der diese Methode einführte, füllte in zwei gestanzte Löcher einmal Antigen, in das andere Antikörper. Nachdem diese im Agar diffundiert waren, entstand eine Präzipitationslinie an der Fläche der optimalen Mengenverteilung (Abb. 6).

Immunelektrophorese

Die Technik von Ouchterlony wurde durch Grabar und Williams mit einer zuvor durchgeführten Elektrophorese des Antigens in Agar kombiniert.

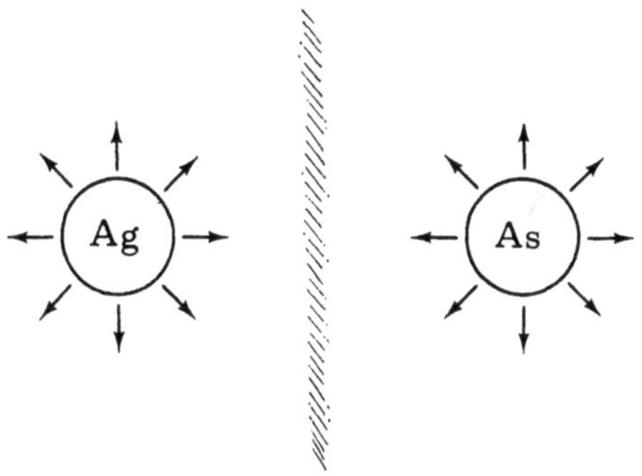

Abb. 6. Präzipitationslinie, nach Diffusion des Antigens (Ag) und des Antikörpers (As).

Diese Methode ist für die Untersuchung eines Antigengemisches geeignet. Zu diesem Zweck wird die Antigenmischung in ein in den Agar gestanztes Loch eingefüllt und die Elektrophorese ausgeführt. Danach wird eine in den Agar parallel zur elektrophoretischen Laufrichtung ausgestanzte Rinne mit einem verschiedene Antikörper enthaltenden Antiserum aufgefüllt. Die Antigene diffundieren nun in alle Richtungen und werden zwischen der elektrophoretischen Laufachse und der Rinne die Antikörper treffen und bei einer optimalen Proportion präzipitieren. Auch Antigene, die mit einer einfachen Elektrophorese nicht voneinander zu trennen waren, können mit dieser Technik erkannt werden.

Antiserum

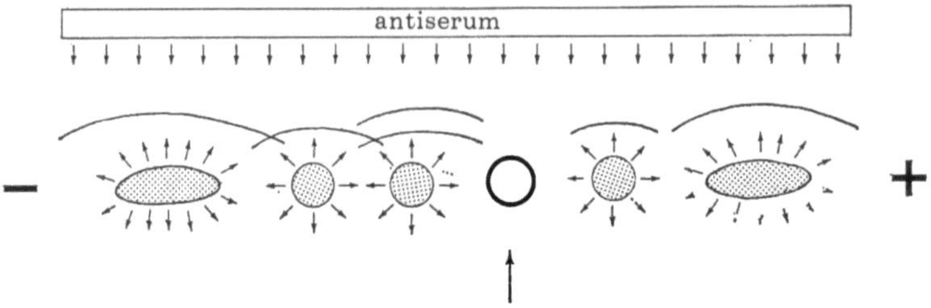

Stelle, auf der das Antigengemisch aufgetragen wird.

Abb. 7. Immunelektrophorese eines Antigengemisches. Erst Elektrophorese, danach Diffusion.

Agglutinationsreaktionen

Antikörper, die imstande sind, in wäßrigem Milieu suspendierte korpuskuläre Antigene zusammenzuballen, werden Agglutinine genannt. Später werden wir Agglutinationsreaktionen mit Blutzellen, Sperma und künstlichen Partikeln (Latex und Bentonit), die mit einem Antigen behaftet sind, kennenlernen. Die Empfindlichkeit dieser Reaktionen ist im allgemeinen sehr groß.

Antiglobulinreaktion (Coombstest)

Manchmal agglutinieren Partikel oder Zellen nicht, auch wenn sie mit menschlichen Antikörpern beladen sind. In diesem Fall spricht man von *inkompletten Antikörpern.* Coombs bewies, daß, wenn solche sensibilisierte Zellen oder Partikel mit einem Antiimmunglobulinserum zusammengebracht werden, zwischen Zellen oder Partikeln Agglutinate gebildet werden können (Abb. 8).

Um tierisches Antihuman-Immunglobulinserum zu gewinnen, wird einem Tier Human-Immunglobulin eingespritzt. Die Antikörper, die das Tier bildet, werden dann als Reagens für die Antiglobulinreaktion gebraucht.

Waren Humanzellen schon in vivo mit menschlichen Antikörpern sensibilisiert und tritt Agglutination erst auf, nachdem die gewaschenen Zellen in vitro mit Antihuman-Immunglobulin behandelt waren, spricht man von einem positiven *direkten Antiglobulintest* oder *direkten Coombstest.* Wenn auch die erste Sensibilisierung in vitro geschieht, wird dies als positiver indirekter *Antiglobulintest* oder *Coombstest* bezeichnet.

Passiver Hämagglutinationstest (Boyden)

Werden Erythrozyten z.B. mit einer verdünnten Tanninlösung behandelt, dann können diese Zellen Proteine adsorbieren. Auf ähnliche Weise können

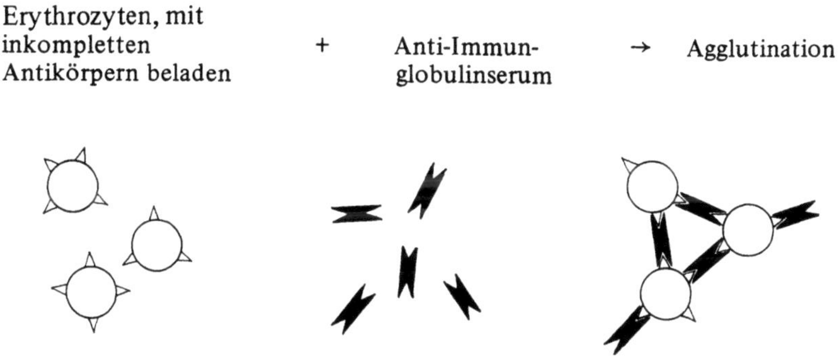

Abb. 8. Direkter Antiglobulintest (direkter Coombstest)

Erythrozyten mit verschiedenen Proteinantigenen beladen werden. Solche Zellen können durch Antikörper zur Agglutination gebracht werden, die gegen Antigene auf der Oberfläche von Erythrozyten gerichtet sind (Abb. 9).

Latex-Fixationstest

Außer tanninbehandelten Erythrozyten können auch Latexpartikel als künstliche Träger eines Antigens fungieren, wenn nämlich diese Latexpartikel mit dem gewünschten Antigen inkubiert werden. Antikörper gegen dieses Antigen können dann eine sichtbare Agglutination dieser Partikel zustande bringen. Die Bentonit-Flockungsreaktion beruht auf demselben Prinzip.

Komplementbindungsreaktionen

Komplement (C) ist ein Sammelname für eine Reihe von Faktoren, die in frischem Serum vorhanden sind. Ein Teil dieser Faktoren besitzt enzymatische Aktivität. Diese Faktoren können sich an Antikörper, die mit einem Antigen reagiert haben, binden. Nicht jeder Antikörper ist jedoch komplementbindend. Die Bindung von Komplement-Faktoren geschieht in einer gewissen Reihenfolge und unter gewissen Umständen und kann ungefähr mit den Ereignissen, die für das Entstehen eines Gerinnsels notwendig sind, verglichen werden. In diesem Buch soll nur erwähnt werden, daß viele immunologische Reaktionen allein dann erfolgen, wenn das Komplement an den Immunkomplex gebunden ist. Das gilt besonders für die Hämolyse von Erythrozyten, die bei der Komplementbindungsreaktion eintritt. Erythrozyten (meistens Schaferythrozyten), die mit einer bestimmten Menge Antierythrozyten-Immunglobulin sensibilisiert sind, werden, wenn eine bestimmte Komplementmenge vorhanden ist, hämolysieren. Ist die zur Verfügung stehende Komplementmenge nicht ausreichend, dann bleibt die Hämolyse ganz oder teilweise aus.

Will man die An- oder Abwesenheit komplementbindender Antikörper gegen ein bestimmtes Antigen nachweisen, dann bringt man das Serum und

Indirekte Immunfluoreszenztechnik

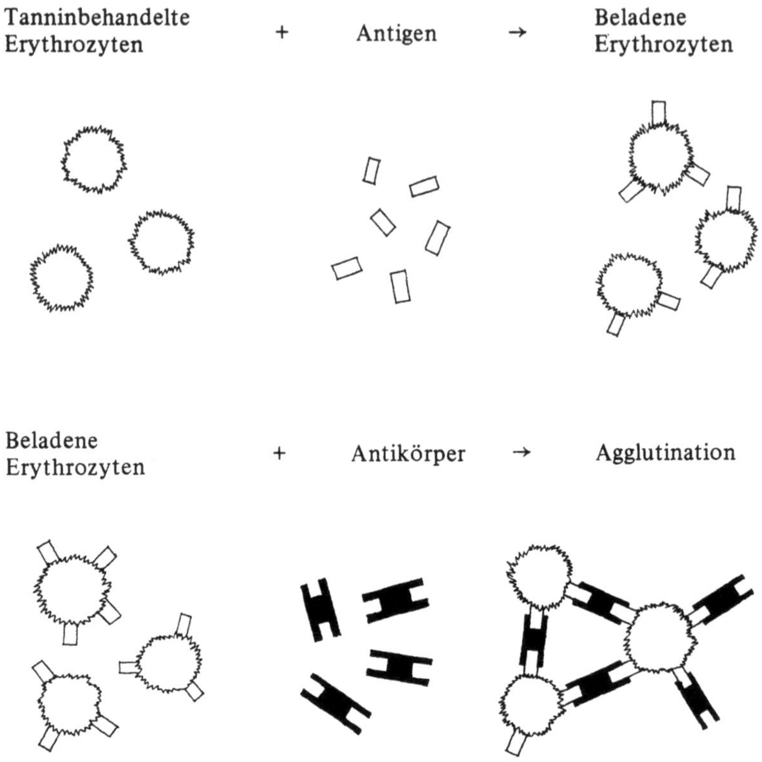

Abb. 9. Passiver Hämagglutinationstest

das Antigen beim Vorhandensein einer bekannten Menge von Komplement zusammen. Werden dann die sensibilisierten Erythrozyten zugefügt, so wird diesen nur die eventuell übrig gebliebene Komplementmenge zur Verfügung stehen. Ausbleibende oder schwächere Hämolyse bedeutet nun die Anwesenheit von Antikörpern im Serum gegen das vorhandene Antigen.

Immunfluoreszenztechnik

Coons entwickelte eine Technik, die es ermöglicht, Antikörper mit einem fluoreszierenden Farbstoff so zu versehen, daß die Antikörper zwar ihre immunologischen Eigenschaften behalten, jedoch während sie mit einem sog. Fluoreszenzmikroskop auf oder in dem Gewebe erkannt werden können. Mit Hilfe solcher fluoreszierender Antikörper ist es möglich, Antikörper gegen Gewebe-

Indirekte Immunfluoreszenztechnik

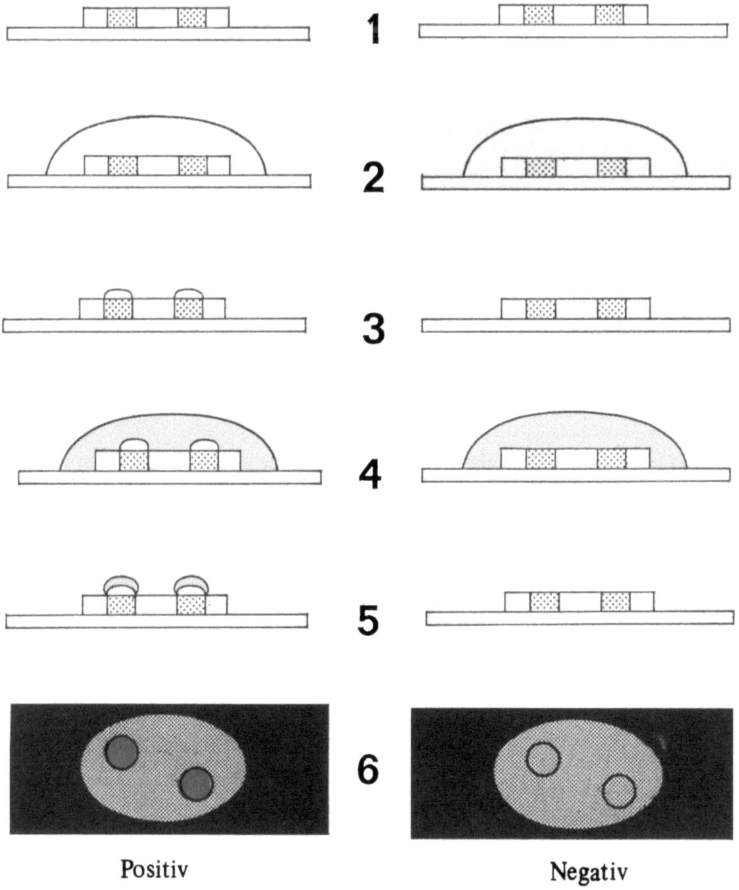

Abb. 10

1. Gewebeschnitt auf Objektglas
2. Inkubation mit Serum
3. Antikörper widerstehen dem Waschen
4. Inkubation mit fluoreszierenden Antikörpern gegen menschliche Immunglobuline.
5. Auch die fluoreszierenden Antikörper widerstehen dem Waschen
6. Das Aufleuchten des fluoreszierenden Farbstoffes an der Stelle des Antigens deutet auf Antikörper im Serum.

bestandteile nachzuweisen. Dies wird folgendermaßen durchgeführt (Fig. 10) :

Das antigen-enthaltende Gewebe wird rasch tiefgefroren, indem es in flüssigen Stickstoff (- 196° C) getaucht wird. Danach werden in einem Kryostat bei - 20° C mit einem Mikrotom Schnitte des gefrorenen Gewebes hergestellt. Diese Schnitte werden auf einen warmen Objektträger übertragen. Ist das Glasplättchen rein genug, dann werden die Schnitte nach dem Trocknen auch ohne weitere Fixierung daran haften. Wird auf einen solchen Schnitt ein Tropfen des Humanserums, das auf Antikörper untersucht werden soll, gebracht, dann werden sich eventuelle Antikörper an die Antigene des Gewebes heften und auch nach dem Waschen der Schnitte haften bleiben. Wenn man jetzt auf die Schnitte mit Antikörpern einen Tropfen Antihuman-Immunglobulin bringt, dann werden sich diese Antihuman-Immunglobuline an die Antikörper des zu untersuchenden Serums hängen. Auch diese tierischen Antikörper gegen Humanantikörper bleiben, trotz nachfolgender Waschung, anwesend. Nachdem die tierischen Antikörper vorher mit einem fluoreszierenden Farbstoff markiert wurden, werden die fluoreszierenden Antihuman-Immunglobuline an der Stelle gesehen, auf der das Antigen lokalisiert ist, gegen das die Antikörper des Serums gerichtet waren. Dazu muß der Gewebsschnitt unter einem Fluoreszenzmikroskop untersucht werden.

Die soeben beschriebene Methode ist die sogenannte *indirekte Immunfluoreszenztechnik.* Gegenüber der direkten Methode hat diese Technik den Vorteil, daß mit einem Gewebesubstrat und mit einem fluoreszierenden Antihuman-Immunglobulinserum viele verschiedene Seren auf Antikörper untersucht werden können.

Besprechung der einzelnen Autoimmunkrankheiten

SEKUNDÄRE AUTOIMMUNKRANKHEITEN

XII. VERÄNDERUNGEN AUTOLOGER ANTIGENE

Postmyokardinfarkt-Syndrom und Postperikardiotomie-Syndrom

Als erster beschrieb Dressler das Postmyokardinfarkt-Syndrom, das einige Wochen nach dem Herzinfarkt durch Fieber, Schmerzen in der Brust und Zeichen von Perikarditis, Pleuritis und Pneumonie charakterisiert wird. Die Perikarditis steht dabei meistens im Mittelpunkt. Die Häufigkeit bei Patienten mit frischem Herzinfarkt beträgt 3 %. Dieselben Symptome treten beim Postperikardiotomie-Syndrom auf, hier jedoch einige Wochen bis Monate nach Öffnung des Herzbeutels. Häufigkeit ungefähr 25 %.

Beide Syndrome werden also durch Entzündungssymptome charakterisiert. Diese sind nicht bakterieller oder viraler Art und lassen sich auch nicht mit Lupus erythematodes in Verbindung bringen. Meistens erfolgt die Besserung spontan. Bei diesen Syndromen wurden *Antikörper gegen Herzmuskelgewebe* gefunden. Neben der passiven Hämagglutinationstechnik erwies sich vor allem die Immunfluoreszenztechnik für den Nachweis besonders geeignet. Es zeigt sich, daß die Antikörper gegen den subsarkolemmalen Teil des Sarkoplasma der Herzmuskelfasern oder gegen den intermyofibrillären Teil der Fasern gerichtet waren (Abb. 11a). Diese Antikörper sind organspezifisch, da sie mit dem Herzmuskelgewebe verschiedener Spezies reagieren. Obwohl die Antikörper auch mit Skelettmuskelgewebe reagieren, kann man sie deutlich von den Antikörpern gegen Skelett- oder Herzmuskelgewebe von Patienten mit Thymomen und/oder Myasthenia gravis unterscheiden. Untersucht man diese letzteren Antikörper mit der Immunfluoreszenztechnik, sieht man ein – mit der quergestreiften Muskulatur identisches – charakteristisches Muster (S. 79; Abb. 11c).

Antikörper gegen quergestreifte Muskulatur des subsarkolemmalen oder intermyofibrillären Typus werden bei ungefähr der Hälfte der Patienten mit einem Postmyokardinfarkt-Syndrom gefunden. Dreiviertel der Patienten mit einem Postperikardiotomie-Syndrom weisen diese Antikörper auf.

Weniger häufig kann man sie bei Patienten mit akutem Rheumatismus oder Herzinfarkt sehen, die kein wahrnehmbares Postmyokardinfarkt-Syndrom haben. Die Annahme, daß Antikörper gegen Herzmuskelgewebe eine pathogenetische Bedeutung hätten, ist noch nicht gerechtfertigt. Sicher ist, daß die

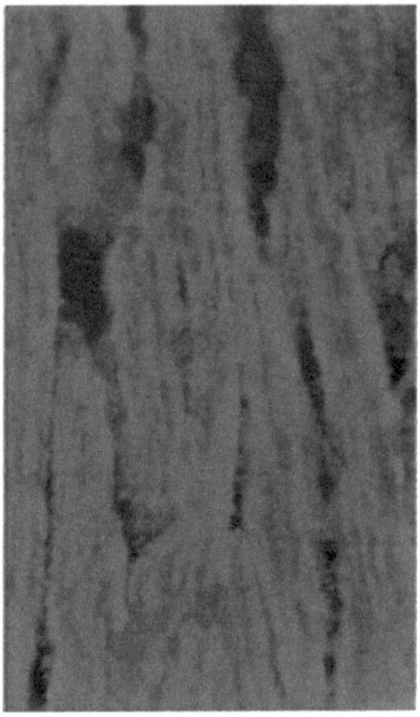

a

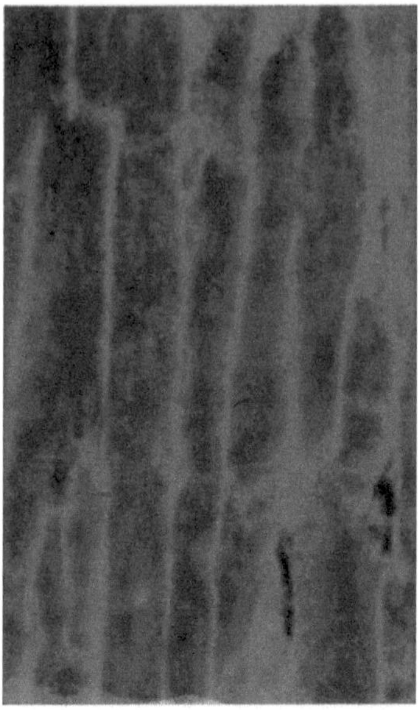

b

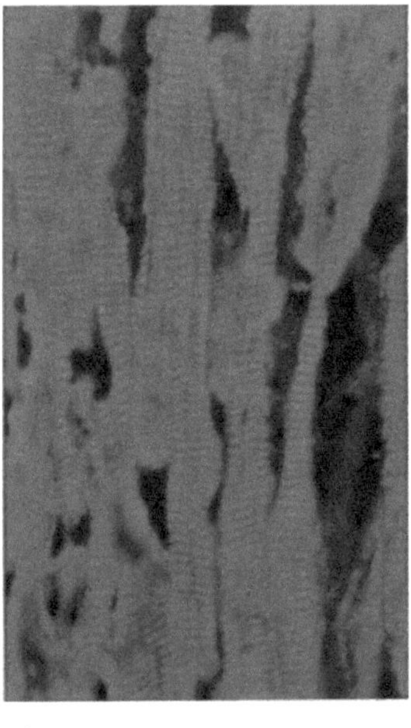

c

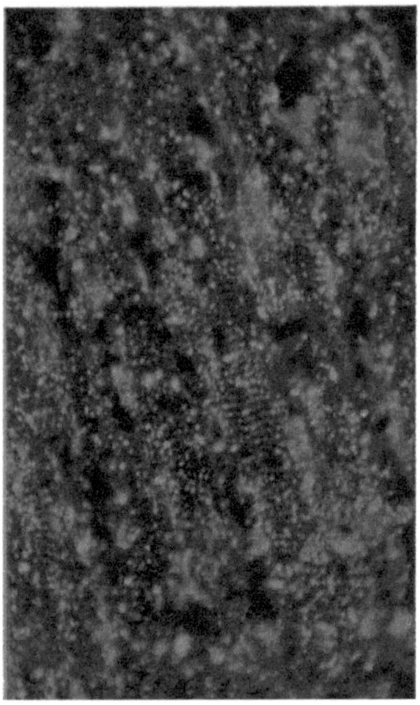

d

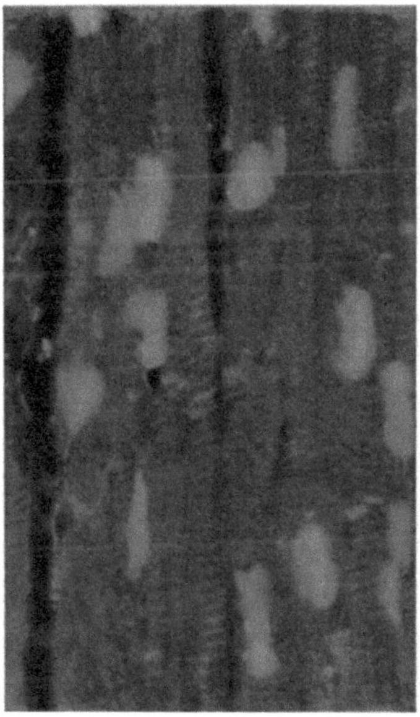

e

f

Abb. 11. Antikörper gegen Herzmuskelgewebe.

Die Aufnahmen sind das Resultat von Untersuchungen, die mit der indirekten Immunfluoreszenztechnik auf Schnitten desselben Rattenherzens gemacht wurden. Stets wurde dasselbe fluoreszierende anti-Ig-Reagens verwendet und die fotografische Belichtungszeit blieb unverändert. Das Serum war 1 : 10 verdünnt. 250fache Vergrößerung.

a. Intermyofibrillärer Typ
b. Sarkolemm in der Fluoreszenz
c. Quergestreifter Typ, der unter anderem mit dem Serum von Myasthenia-gravis-Patienten erzeugt wird.
d. Mitochondriale Fluoreszenz, die unter anderem mittels Serum von Patienten mit primär biliärer Zirrhose erregt wird.
e. Kernfluoreszenz, die auf antinukleäre Antikörper (ANF) deutet.
f. Keine Fluoreszenz; Resultat mit Normalserum.

beiden hier besprochenen Syndrome auch ohne diese Antikörper vorkommen können. Obwohl man noch zu wenig über diese Frage weiß, scheint es wahrscheinlich zu sein, daß hier *kreuzreagierende Antigene* im Spiel sind, hervorgerufen durch in geringem Maße veränderte Antigene (Abb. 5). Jedenfalls ist es sicher, daß sie von vorübergehender Art sind. Eine Erklärung hierfür wäre die Annahme, daß die veränderten Antigene verschwinden, wenn die operativ verursachten Läsionen zur Ruhe kommen oder der Herzinfarkt sich konsolidiert und so der Reiz zur Bildung kreuzreagierender Antikörper nicht mehr besteht.

Hämolytische Anämie bei Patienten mit Ovarialtumoren

Hämolytische Anämie und Ovarialtumor kommen zwar selten gemeinsam vor, doch ist diese Krankheit für die Erkenntnis der Autoimmunkrankheiten von großer Wichtigkeit. Nachdem das Krankheitsbild für eine erworbene Autoimmunkrankheit charakteristisch ist, erscheint eine besondere Erörterung gerechtfertigt.

Ungefähr 10 % der Ovarialtumoren sind teratoider Natur. Bei Patienten mit einem solchen Tumor sieht man sehr selten eine hämolytische Anämie mit einem positiven direkten Antiglobulintest. Auffallend ist, daß nach Entfernung des Tumors die hämolytische Anämie fast immer vollständig verschwindet. Durch Splenektomie oder Behandlung mit Immunsuppressiva wird dieses Resultat nicht erreicht.

Blutgruppensubstanzen (z.B. A und B) sind Komplexe von Polysacchariden und Polypeptiden. Sie sind nicht nur in Erythrozytenmembranen, sondern auch auf der Oberfläche vieler anderer Zellen vorhanden. Sie werden auch bei 80 % der Menschen als in Wasser lösliche Substanz in schleimigen Sekreten gefunden. Es ist bekannt, daß große Mengen von Blutgruppensubstanz in den Zysten von teratoiden Tumoren vorhanden sein können. Man stellt sich vor, daß sich in solchen zystischen Tumoren auch Antigene bilden, die nur wenig von den Blutgruppenantigenen des Patienten abweichen. Dies kann veranlassen, daß gegen diese Antigene Antikörper erscheinen, die zugleich mit den unveränderten Blutgruppenantigenen des Patienten selbst reagieren. Das Entfernen des Ovarialtumors führt zur Eliminierung der veränderten Antigene und dadurch verschwinden allmählich die Autoantikörper und die hämolytische Anämie (Abb. 5).

Bei manchen dieser Patienten könnte eine positive Wassermann-Reaktion auf gleiche Weise erklärt werden. Es ist möglich, daß auch die Lipide, die oft in Dermoidzysten gefunden werden, hier die Rolle des „veränderten" Antigens spielen.

XIII. EINDRINGEN EXOGENER ANTIGENE, ÄHNLICH DEN AUTOANTIGENEN

Herzerkrankungen bei akutem Rheumatismus

Polyarthritis rheumatica acuta ist eine Krankheit, die durch eine Entzündung mehrerer mittelgroßer Gelenke und eine Karditis charakterisiert wird. Die Erkrankung tritt als Komplikation innerhalb vier Wochen nach einer Infektion mit β-hämolysierenden Streptokokken der Gruppe A auf. Diese Streptokokken sind deshalb nicht nur für Infektionen der oberen Luftwege und für Scharlach, sondern auch für akuten Rheumatismus verantwortlich. Argumente, die für diese Hypothese sprechen, sind die verstärkte Hautreaktion auf das Streptokokkenantigen, die bei Patienten mit akutem Rheumatismus oft wahrgenommene langwährende Erhöhung des Antistreptolysintiters (AST) und der günstige Effekt einer Penicillinprophylaxe.

Kreuzreagierende Antikörper

Die Wahrnehmung, daß β-hämolysierende Streptokokken der Gruppe A mit dem Herzmuskelgewebe eine oder mehrere gemeinsame antigene Determinanten haben, ist von bedeutender Wichtigkeit. Diese antigenen Determinanten sind einerseits in der Zellwand von Streptokokken (Typ S+19), andererseits im Sarkolemm und im subsarkolemmalen Sarkoplasma des Herzmuskelgewebes lokalisiert. Forschungen ergaben, daß die Hälfte der Patienten mit akutem Rheumatismus Antikörper gegen dieses kombinierte Antigen gebildet hat. Solche kreuzreagierenden Antikörper werden auch bei 15 % der Patienten mit unkomplizierten Streptokokken-Infektionen und bei 60 % der Patienten mit einer Glomerulonephritis nach Streptokokkeninfektion gefunden (S. 46).

Inwiefern die kreuzreagierenden Antikörper für die Herzveränderungen, die bei Patienten mit akutem Rheumatismus auftreten können, verantwortlich sind, ist noch offen. Es hat sich gezeigt, daß man bei solchen Patienten mit der Immunfluoreszenztechnik Niederschläge von Immunglobulinen und Komplement, entweder entlang dem Sarkolemm und in dem glatten Muskelgewebe der Blutgefäße, oder herdförmig im Interstitium finden kann. Man kann sich vorstellen, daß diese Immunglobuline an Ort und Stelle an das Herzmuskelgewebe gebunden werden, wodurch nach der Komplementbindung eine Veränderung im Herzmuskelgewebe entstanden ist. Solche veränderte Herzmuskelgewebe könnten vielleicht das Entstehen der Aschoff-Knötchen verursachen. Wahrscheinlich genügt eine Läsion des Myokards oder des glatten Muskelgewebes des Endokards für das Auftreten der Aschoff-Knötchen. Dafür spricht der myogene Ursprung der Zellen von Anitschkow in den Aschoff-Knötchen.

Es ist auch möglich, daß die Aschoff-Knötchen als Äußerung zellulärer Immunreaktion gegen Herumuskelgewebe, also als Gegenstück zu den beschriebenen humoralen kreuzreagierenden Antikörpern betrachtet werden müssen. In den akuten Stadien werden bei akutem Rheumatismus, außer den Aschoff-Knötchen, diffuse leichte lymphozelluläre Infiltrate gefunden.

Autoantikörper gegen Herzmuskelgewebe

Bei Patienten mit akutem Rheumatismus werden außer den mit Streptokokken kreuzreagierenden Antikörpern auch andere Antikörpertypen gegen Herzmuskelgewebe gefunden. Mittels der Immunfluoreszenztechnik werden diese in Antikörper gegen subsarkolemmale Teile des Sarkoplasma und in Antikörper des sogenannten intermyofibrillären Typs (Abb. 11a) eingeteilt. Diese Antikörper sind nur bei ± 20 % der Patienten mit akutem Rheumatismus nachgewiesen. Sie sind sicherlich nicht spezifisch für die Krankheit, da sie viel häufiger bei Patienten mit einem Postmyokardinfarkt-Syndrom oder Postperikardiotomie-Syndrom gefunden werden (S. 41). Man könnte diese organspezifischen Antikörper als eine Reaktion auf – in geringem Maße veränderte – Herzantigene betrachten. Diese Antikörper bilden mit unverändertem normalen Herzmuskelgewebe eine Kreuzreaktion. Dies ist, obwohl eine begründete Annahme, noch nicht bewiesen.

Zusammenfassend kann man behaupten, daß der Zusammenhang zwischen der Streptokokkeninfektion und den Herzanomalien bei akutem Rheumatismus in den letzten Jahren viel deutlicher geworden ist. Über manche Teile der Kettenreaktion, von der Infektion bis zum richtigen „Rheumaherz" herrscht noch Unklarheit. Wahrscheinlich ist, daß eines der Glieder dieser Kette durch ein erworbenes Autoimmunphänomen gebildet wird. Ungeklärt ist vorläufig, warum nur einzelne Personen auf diese Weise auf Streptokokkeninfektionen reagieren und wie das Autoimmunphänomen zu Herzerkrankungen führt.

Akute Glomerulonephritis nach Streptokokkeninfektion

Man muß davon ausgehen, daß die zunehmende Kenntnis der Ätiologie der „Nephritis nach Streptokokkeninfektion" die Argumente für eine autoimmunologische Genese dieser Erkrankung erschüttert. Nachdem aber ein antigener Zusammenhang zwischen Streptokokken und Glomeruli nicht ausgeschlossen werden kann, ist hier eine kurze Erörterung dieser Krankheit notwendig. Nach einer Infektion, zumeist Scharlach oder Angina, tritt die „Nephritis nach Streptokokkeninfektion" durch einen der sog. nephritogenen Stämme auf. Außer dem Typ 12, der am stärksten nephritogen ist, gehören die Typen 1, 4, 25 und 49 dazu. Hier fällt auf, daß die Häufigkeit, mit der die Nephritis auf die Infektion mit einem dieser Stämme folgt, nicht vorausgesagt werden kann. Sogar wenn nur Typ 12 betrachtet wird, zeigt das Studium verschiedener Epidemien, daß die Häufigkeit von Nierenkomplikationen 1 bis 18 % betragen kann.

Die Nephritis folgt ungefähr 9 Tage nach der Streptokokkeninfektion und kann mit einer Penicillinprophylaxe nicht verhindert werden. Im Gegensatz zur rheumatischen Karditis gibt es bei der Streptokokkennephritis keine Rezidive.

Hämaturie ist charakteristisch für die „Streptokokkennephritis". Im übrigen ist die Art des klinischen Bildes sehr verschieden. Proteinurie und Urinsediment-Veränderungen in Form von Leukozyten- und Erythrozytenzylindern können gering sein. Auch die typischen lokalen Ödeme und Hochdruck können fehlen.

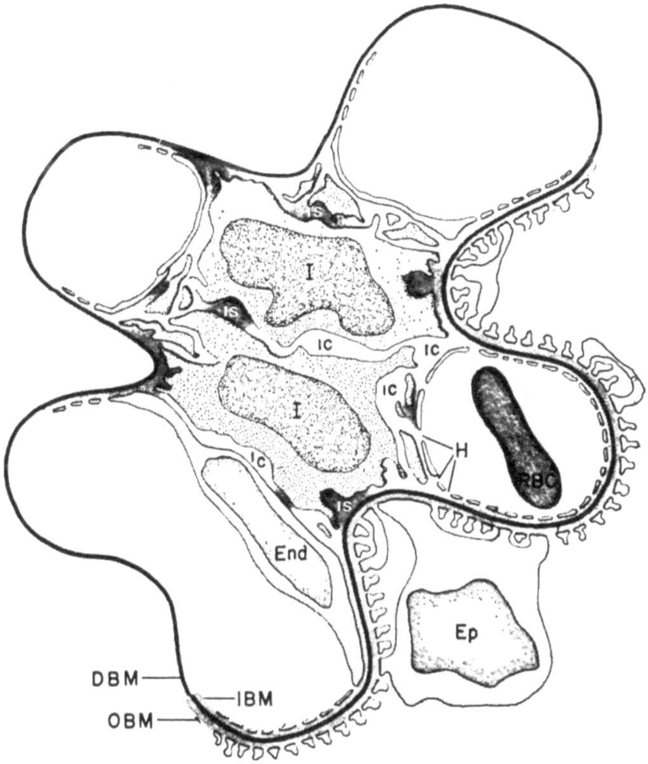

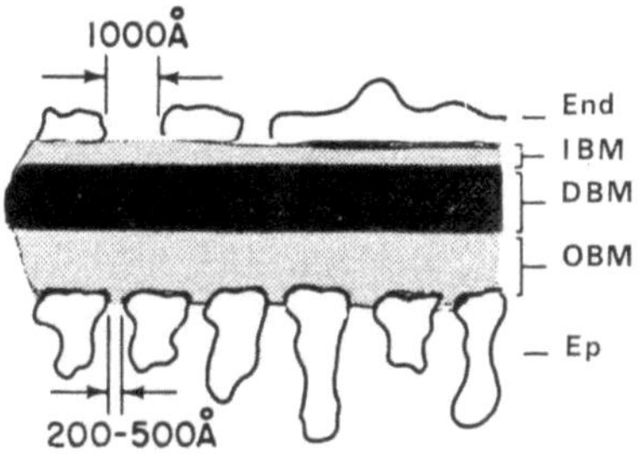

I	interkapilläre Zelle	Mesangium
IS	interzelluläre Substanz	
IC	interkapillärer Kanal	

End	Endothel
H	Lücken im Endothel
IBM	Innerste Schicht der Basalmembran
DBM	Lamina densa der Basalmembran
OBM	Äußerste Schicht der Basalmembran
Ep	Epithel des viszeralen Blattes der Bowman-Kapsel
RBC	Erythrozyt

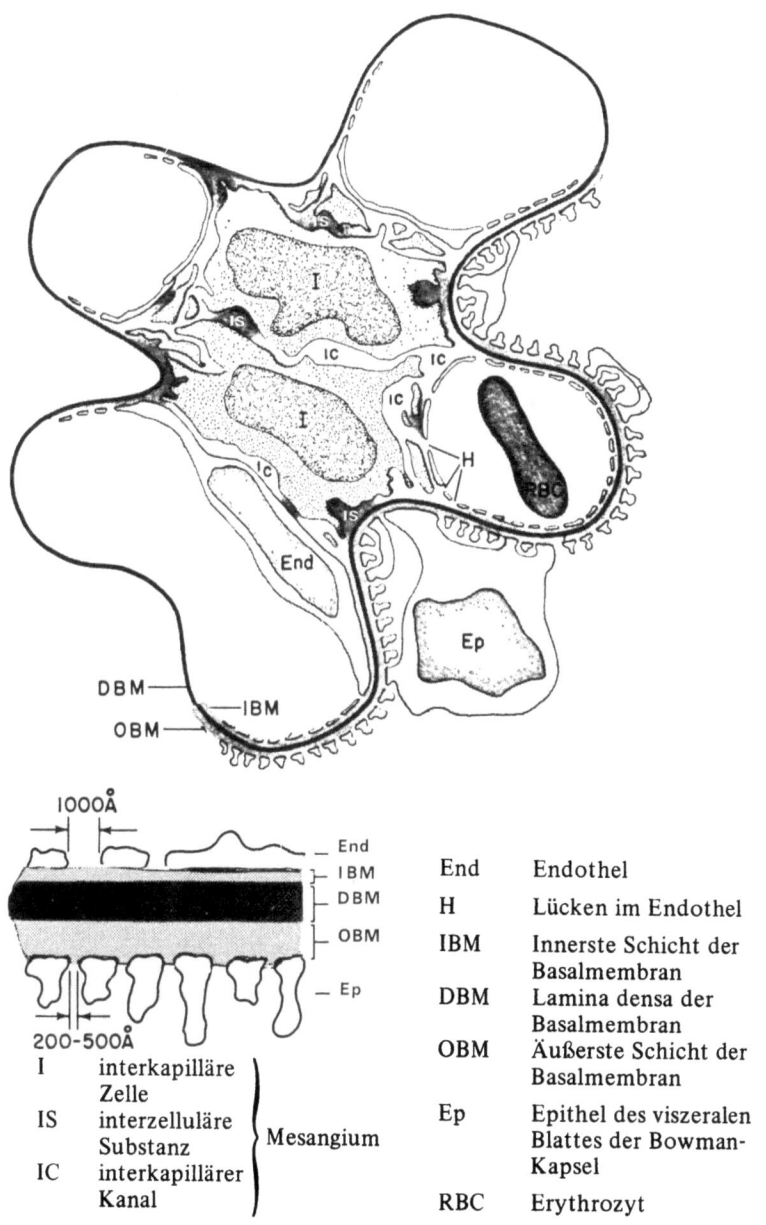

Abb. 12. Glomeruläre Kapillarschlingen; in der Mitte das Mesangium

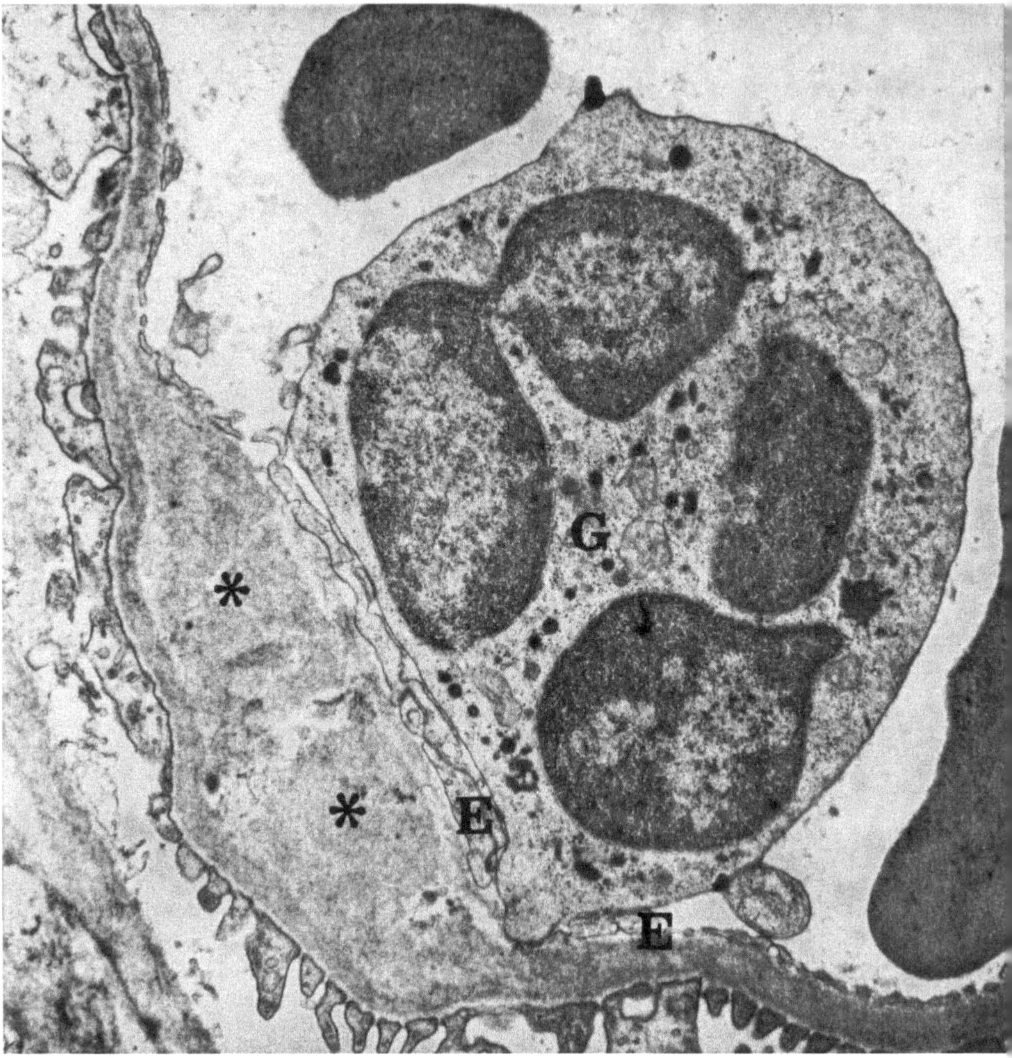

Abb. 13. Subendotheliale Eiweißablagerung bei einer Komplexglomerulonephritis. Ein Granulozyt (G) im Kapillarlumen drängt durch das Endothel (E) zur Eiweißablagerung.
(Photo zur Verfügung gestellt durch Thea M. Feltkamp-Vroom und A.W. Helder).

Pathogenese

Was die Pathogenese betrifft, gibt es drei verschiedene Meinungen. Die Ausgangspunkte dieser Theorien beruhen alle auf einem immunpathologischen Geschehen.

1. Streptokokken oder gewisse *streptokokkale Antigene* setzen sich mit Vorliebe *in den Glomeruli fest*. Damit werden die Glomeruli zum Ort der Antigen-Antikörper-Reaktion.
2. *Antikörper bilden mit den entsprechenden streptokokkalen Antigenen einen Immunkomplex*. Ist Antigen im Überschuß, kann dieser Komplex aufgelöst zirkulieren. Diese Konplexe werden in den Glomeruli deponiert.
3. *Glomeruli und streptokokkale Antigene zeigen eine gewisse antigene Übereinstimmung*. Auf diese Weise können Antikörper gegen Streptokokken mit Antigenen in den Glomeruli kreuzreagieren.

Ad. 1. Tierexperimente haben bewiesen, daß sich gewisse Bestandteile des Streptokokkus tatsächlich mit Vorliebe in der Niere festsetzen. Es handelt sich hier um die sogenannten M-Proteine. Durch die Tatsache jedoch, daß das M-Protein nichtnephritogener Stämme auch diese Eigenschaft besitzt, sind Zweifel aufgetaucht, ob diese M-Proteine eine Nephritis verursachen können.

Bei Patienten mit „Nephritis nach Streptokokkeninfektion" wurde die Anwesenheit von Antigenen nephritogener Streptokokken in den Glomeruli in den ersten fünf Tagen der Nephritis nachgewiesen. Mit der Immunfluoreszenztechnik untersucht zeigen die Antigene die Form von Körnchen. Diese Körnchen liegen als Segmente entlang der Basalmembran des Streptokokkus und im Mesangium (Abb. 12). Es handelt sich hier wahrscheinlich um Antigene der Basalmembran des Streptokokkus. Solche Antigene sind in normalen menschlichen Glomeruli nicht nachweisbar und auch nicht mehr in den Glomeruli von Patienten, die bereits einige Zeit an Nephritis leiden.

Ad. 2. In den Glomeruli von Patienten mit einer „Poststreptokokkeninfekt-Glomerulonephritis" sind Depots wahrnehmbar, die aus IgG, einem streptokokkalen Antigen und Komplement bestehen, während zugleich Fibrinogen und/oder Fibrin in den Depots vorhanden ist. Als sich zeigte, daß das IgG wahrscheinlich aus Antikörpern gegen das streptokokkale M-Protein-Antigen besteht, während dieses M-Protein das in den Depots anwesende streptokokkale Antigen darstellt, schien es wahrscheinlich, daß die Depots aus Niederschlägen von Immunkomplexen M-Proteine/anti-M-Proteine, bestehen. An beiden Seiten der Basalmembran wurden die Depots gefunden, die auch im Mesangium, zwischen den Endothelzellen und in der verdickten Basalmembran vorhanden waren (Abb. 12). Mit der Immunfluoreszenztechnik untersucht, zeigen die Depots ein grobkörniges Muster (Abb. 14). Die Lokalisation der Immunkomplexe stimmt mit dem bei der Serumkrankheit festgestellten Muster überein. Nachdem diese Krankheit Folge zirkulierender Immunkomplexe ist, kann man annehmen, daß auch für die Pathogenese der „Poststreptokokkeninfekt-Glomerulonephritis" zirkulierende Immunkomplexe von einiger Bedeutung sind. Aus diesem Grunde wird die „Glomerulonephritis nach Streptokokkeninfektion" zu den sog. *„Komplexglomerulonephritiden"* gerechnet. Daneben gibt es die Nephritiden mit Antikörpern gegen die Basalmembran. Es sind dies die sog. „nephrotoxischen Serumnephritiden", zu denen das Goodpasture-Syndrom gehört (S. 55; Abb. 15). Auch die Lupusnephritis wird bei den Komplexnephritiden eingereiht (S. 94). Genauso wie bei dieser Krankheit, ist der Serumkomplementgehalt in den akuten Stadien der „Poststreptokokkeninfekt-Nephritis" oft vermindert.

Zur Zeit weiß man noch nicht mit Sicherheit, ob die Immunkomplexe selbst die Nierenfunktion schädigen. Als entscheidende Noxe kommt das in der Folge gebildete granulozytäre Infiltrat in Betracht. Die Granulozyten, die das Komplement bindet, werden versuchen, die Komplexe zu phagozytieren (Abb. 13). Die bei diesem Prozeß freigewordenen lysosomalen Enzyme führen wahrscheinlich zu einer Glomerulusschädigung. Folge dieser Schädigung ist Schwellung und Proliferation der kapillären Endothelzellen.

Sollte die „Poststreptokokkeninfekt-Nephritis" nur als „Komplexglomerulonephritis" betrachtet werden, dann wäre eine Erörterung dieser Krankheit in diesem Buch nicht am Platz, da es dann sicherlich keine Autoimmunkrankheit wäre. Letzteres ist zwar wahrscheinlich, doch bestehen noch so viele fragliche Punkte, daß eine kurze Besprechung doch gerechtfertigt zu sein schien.

Ad. 3. Schließlich ist es möglich, daß bei der „Poststreptokokkeninfekt-Nephritis" Antikörper gegen Streptokokken gebildet werden, die zugleich mit der glomerulären Basalmembran reagieren. Tatsächlich wurde in der Membran der Streptokokken Typ 12 und in den glomerulären Basalmembranen ein gemeinsames Antigen gefunden. Es ist jedoch bisher nicht nachgewiesen, daß im Serum von Patienten mit einer „Poststreptokokkeninfekt-Nephritis" Antikörper vorkommen, die mit den obengenannten Antigenen kreuzreagieren. Denkbar ist, daß diese Antikörper an das im Überschuß anwesende Antigen absorbiert werden.

Wäre es möglich, solche kreuzreagierenden Antikörper mit Sicherheit nachzuweisen, dann könnte man die „Poststreptokokkeninfekt-Nephritis" wie auch die rheumatische Karditis als Autoimmunkrankheiten betrachten. Die Tatsache jedoch, daß man bei diesen Patienten keine lineare Ablagerung von Immunglobulinen gefunden hat, – so wie dies bei den „nephrotoxischen Serumnephritiden" beobachtet wird – (Abb. 15) macht es unwahrscheinlich, daß solche Antikörper, auch wenn sie vorhanden sind, für die Pathogenese von großer Bedeutung sind.

Zusammenfassend kann gesagt werden, daß die „Poststreptokokkeninfekt-Nephritis" momentan als Krankheit betrachtet werden muß, bei der Autoimmunphänomene einige Bedeutung haben. Wahrscheinlich sind zirkulierende Immunkomplexe, zusammengesetzt aus streptokokkalen Antigenen und entsprechenden Antikörpern, für die Pathogenese von großer Bedeutung. Natürlich bleibt unklar, warum man gerade diese Immunkomplexe schlecht verträgt, wo doch zu vermuten ist, daß auch viele Immunkomplexe anderer Zusammensetzung die Nierenkapillaren bedrohen.

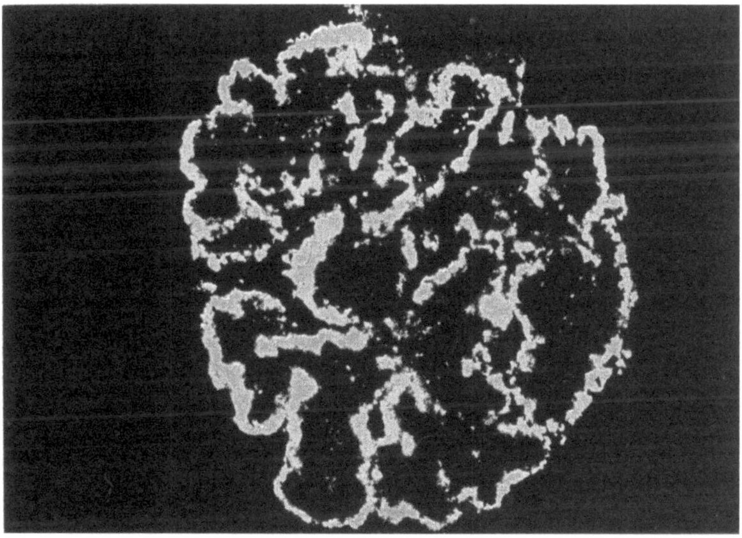

Abb. 14. Körnige IgG-Ablagerung, charakteristisch für eine Komplexglomerulonephritis.

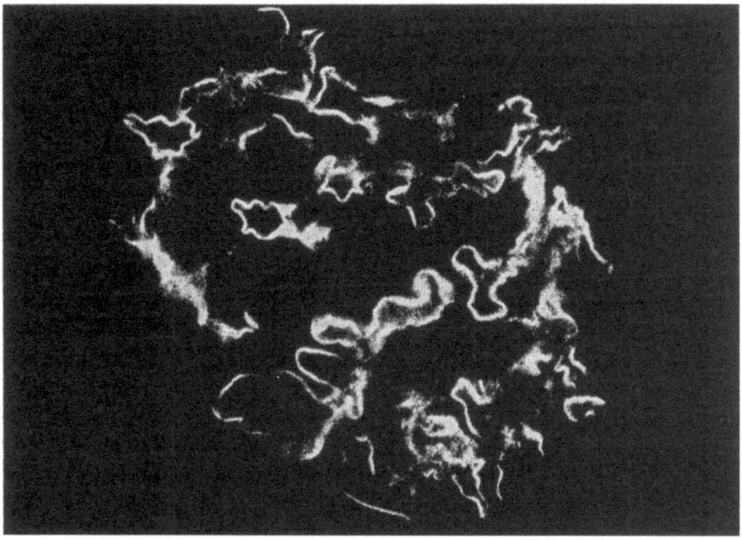

Abb. 15. Lineare IgG-Ablagerung, charakteristisch für eine „nephrotoxische Serumnephritis" durch Antikörper gegen die Basalmembran.

Colitis ulcerosa

Diese chronische Krankheit des Dickdarms, die mit Remissionen und Exazerbationen verläuft, wird durch blutige Diarrhöe, Bauchschmerzen, Abmagerung und Blutarmut charakterisiert. Das Kolon zeigt Geschwüre und Abnahme der Haustren. Neben diesen lokalen Symptomen gibt es auch generalisierte Symptome, wie Augen-, Haut- und Gelenkerkrankungen. Dabei ist es fraglich, ob man diese Komplikationen als spezifisch betrachten darf.

Die Ursache der Krankheit ist nicht klar. Ein infektiöses Agens wurde nicht gefunden. Wahrscheinlich spielen *psychosomatische und allergische Faktoren* eine Rolle. Die Psychosomatik fällt nicht in den Besprechungsbereich dieses Buches. Was die Allergie betrifft, wollen wir hier nur auf die Tatsache hinweisen, daß jeder fünfte Patient eine deutliche Besserung zeigt, wenn Kuhmilch und alle Kuhmilchprodukte aus der Diät ausgeschlossen werden. Obwohl Patienten mit vielen Exazerbationen der Erkrankung im allgemeinen Kuhmilchantikörper mit einem hohen Titer zeigen, bestand bei anderen Patienten kein Zusammenhang zwischen der Schwere der Krankheit und dem Titer solcher Antikörper. Ob frühzeitiges Abstillen das Entstehen der Krankheit beeinflußt, ist unklar. Es zeigte sich jedoch, daß ein Drittel der Colitis-Patienten schon vor dem 14ten Lebenstag mit Kuhmilch gefüttert wurden, während dies nur bei einem Sechstel der Kontrollpersonen der Fall war.

Antikörper gegen Kolongewebe

Außer diesen allergischen Aspekten ist die Annahme, daß Autoimmunphänomene bei der Colitis ulcerosa eine bedeutende Rolle spielen, wohl begründet. Im Serum von Patienten mit juveniler Colitis ulcerosa, und auch manchmal bei Erwachsenen, sind mit dem passiven Hämagglutinationstest, Antikörper gegen ein Polysaccharid-Antigen aus sterilem Kolongewebe nachgewiesen. Diese Antikörper gehören meistens zur IgM-Klasse und werden wahrscheinlich im lymphatischen Gewebe an Ort und Stelle produziert. Mit der Immunfluoreszenztechnik wurde das Antigen im Zytoplasma schleimproduzierender Zellen des Kolongewebes lokalisiert. Die Antikörper sind echte Autoantikörper, obwohl sie auch mit dem Kolongewebe anderer Individuen, oder sogar anderer Spezies reagieren. Andere Autoren konnten diese Antikörper jedoch nicht nachweisen.

E. coli 0 14

Untersuchungen zeigten, daß diese Antikörper von Antigenen, die in den Escherichia coli 0 14 vorkommen, absorbiert werden können. Diese Bakterien haben also ein mit dem Kolongewebe gemeinschaftliches Antigen. Andere Kolibakterien weisen dieses Antigen in viel geringerem Maße auf. Auch bei dieser Erkrankung handelt es sich also um kreuzreagierende Antikörper zwischen Bakterien und autologem Gewebe. Die Frage ist aber, ob diese Antikörper für die Pathogenese von Bedeutung sind, da sich der Titer nicht in Abhängigkeit von der Schwere der Krankheit verändert und diese Antikörper Kolonzellen einer

Gewebekultur nicht ungünstig beeinflussen. Lymphozyten von Colitis-ulcerosa-Patienten haben jedoch einen zytotoxischen Effekt auf Zellen dieser Gewebekultur. Aus diesem Grund ist es wahrscheinlich, daß, wenn es sich hier um Autoimmunität handelt, dies Folge einer zellulären Autoreaktivität ist. Auch die Tatsache, daß der Komplementgehalt des Serums im akuten Stadium der Krankheit nicht vermindert ist, könnte darauf hinweisen, daß die Antikörper für die Pathogenese unbedeutend sind. Zum Schluß wollen wir noch erwähnen, daß vielleicht eine genetische Prädisposition für die genannten Autoimmunphänomene besteht und daß Frauen im allgemeinen höhere Antikörpertiter aufweisen als Männer. In höherem Alter kommt die Krankheit öfter bei Frauen als bei Männern vor. Es besteht keine ausgesprochene serologische oder klinische Verwandtschaft mit anderen Autoimmunkrankheiten. Zusammenfassend können wir sagen, daß zumindest bei einem Teil der Colitis-ulcerosa-Patienten Autoimmunphänomene eine Rolle spielen können.

Enzephalomyelitis nach Tollwutimpfung

Wie schon früher erwähnt, geht die Erörterung experimenteller Autoimmunkrankheiten über den Rahmen dieses Buches. Es sollte jedoch die schon lang bekannte Tatsache erwähnt werden, daß Injektionen von Gehirngewebe mit Freunds Adjuvans (eine Emulsion von Wasser in Mineralöl mit abgetöteten Mycobakterien) eine Enzephalitis hervorrufen können. Diese sog. *experimentelle allergische Enzephalomyelitis* wird durch Infiltrate von Lymphozyten, Histiozyten und Plasmazellen rund um die kleinen Venen im Gewebe des zentralen Nervensystems gekennzeichnet. Zugleich besteht hier eine perivaskuläre Demyelinisierung. Durch die Lymphozyten des kranken Tieres kann eine Enzephalitis dieser Art passiv auf andere Tiere übertragen werden, wenn diese Lymphozyten nicht selbst abgestoßen werden. Dies kann man dadurch erreichen, daß man als Empfänger ein Tier mit einer gleichen genetischen Zusammenstellung wählt oder wenn man dem Empfängertier durch Immunsuppression die immunologischen Abwehrmöglichkeiten schwächt (S. 31). Die Krankheit ist mit Serum nicht übertragbar.

Bei Menschen, die, um eine Tollwutenzephalitis zu vermeiden, nach dem Biß eines tollwütigen Hundes so rasch wie möglich aktiv immunisiert werden, tritt in ungefähr 1 : 2500 Fällen eine akute demyelinisierende Enzephalitis auf, die sehr an die experimentelle allergische Enzephalomyelitis erinnert. Der für die Immunisierung gebrauchte Impfstoff besteht aus abgetötetem Tollwutvirus in einer Suspension von infiziertem Kaninchenrückenmark. Nichts weist darauf hin, daß das Tollwutvirus hierfür verantwortlich wäre. Viel wahrscheinlicher ist, daß die Immunisation mit dem Kaninchenrückenmark zur Abwehrreaktion geführt hat, die mit dem eigenen zentralen Nervensystem kreuzreagiert. Die Krankheit äußert sich klinisch durch das Auftreten meningealer Reizerscheinungen, 7 bis 10 Tage nach der Impfung. Außerdem gibt es distale Parästhesien, schlaffe oder spastische Lähmungssymptome und Inkontinenz von Fäzes und Urin. Wenn sich die Symptome bis zum Rumpf ausdehnen, kann eine Atemlähmung erfolgen. Perivaskuläre lympho/plasmazelluläre Infiltrate mit lokalisierter Demyelinisierung charakterisieren das histopathologische Bild.

Vom therapeutischen Standpunkt aus gesehen, ist es am besten, der Krankheit vorzubeugen, indem man das zur Bereitung des Impfstoffes benötigte Virus auf Hühner- oder Entenembryos wachsen läßt. Nachdem auf diese Weise eine nur mäßig aktive Vakzine gewonnen wird, ist das Wachstum im Gehirn sehr junger Tiere, also vor dem Myelinisierungszeitpunkt, ein besserer Weg zur Gewinnung eines starken Impfstoffes, der keine enzephalitogenen Antigene enthält.

XIV. ANDERE SEKUNDÄRE AUTOIMMUNKRANKHEITEN

Sympathische Ophthalmie

Wenn nach einer einseitigen perforierenden Verletzung des Ziliarkörpers oder der Iris im anderen Auge eine Uveitis auftritt, spricht man von einer sympathischen Ophthalmie. Die Erkrankung kommt sehr selten vor. Ansammlungen von Lymphozyten, epitheloiden Zellen und Riesenzellen charakterisieren die Uveitis. Auch Knötchen von geschwollenen, pigmenthaltigen Zellen werden oft festgestellt. Es fällt auf, daß die Veränderungen in beiden Augen von derselben Art sind. Die Erkrankung des zweiten Auges tritt manchmal nach zwei Wochen auf, es kann aber noch viel länger dauern, bevor diese sich offenbart.

Nach penetrierenden Verletzungen der Uvea werden mit dem Komplementbindungstest im Serum des Patienten mitunter Antikörper gegen Uvea-Antigen nachgewiesen. Die Patienten, bei denen solche Antikörper gefunden werden, sind merkwürdigerweise gerade nicht diejenigen, bei denen sich eine sympathische Ophthalmie entwickelt. Manchmal sieht man einen positiven Hauttest vom verzögerten Typ nach Einspritzung von Uvea-Antigen. Anhand klinischer Beobachtungen scheint humorale Reaktivität gegen Uvea-Antigene die Entstehung einer sympathischen Ophthalmie zu verhindern, während zelluläre Reaktivität gegen diese Antigene krankheitsfördernd wirkt.

Es ist möglich, daß die sympathische Ophthalmie eine Autoimmunkrankheit ist. Man kann sich vorstellen, daß das Freiwerden von Uvea-Antigenen einen Reiz verursacht, der imstande ist, die Toleranz zu durchbrechen. Andererseits ist es aber auch möglich, daß durch das anfängliche Trauma geringe Veränderungen in den Uvea-Antigenen entstanden sind. Das immunologische System könnte gegen diese veränderten Antigene eine Reaktivität gebildet haben, die mit unveränderten Antigenen, die sich natürlich auch im anderen Auge befinden, kreuzreagiert. Obwohl die Kenntnisse noch unsicher sind, muß, bis das Gegenteil bewiesen ist, mit der Möglichkeit gerechnet werden, daß es sich bei der sympathischen Ophthalmie um ein Autoimmunphänomen handelt.

Die wichtigste Therapie bei einer schweren Augenverletzung besteht in der Verabreichung von Antibiotika, eventuell verbunden mit einer Kortikosteroidbehandlung. Sobald Zeichen einer sympathischen Ophthalmie auftreten, wird die Enukleation des verletzten Auges ausgeführt.

Goodpasture-Syndrom

Das Goodpasture-Syndrom wird durch eine akute schwere Glomerulonephritis charakterisiert. Pulmonale Hämorrhagien treten vor oder zusammen mit der Glomerulonephritis auf. Die Krankheit, die übrigens selten vorkommt, wird bei Männern häufiger als bei Frauen konstatiert und beginnt meistens um das 25. Lebensjahr.

Die Lungenveränderungen äußern sich klinisch durch Hämoptoe, Dyspnoe, Anämie und Infektion der oberen Luftwege. Die Röntgenuntersuchung des Thorax zeigt meistens Infiltrate und während einer akuten Blutung ausgebreitete körnige Verdichtungen, die auf eine intraalveoläre Verteilung deuten. Histopathologische Untersuchung konnte intraalveoläre Blutungen nachweisen, und zwar dort, wo viele Hämosiderin enthaltende Makrophagen gefunden wurden. Auffallend ist, daß die Alveolenwände intakt sind. Beweise für eine primär virale oder bakterielle Pneumonie liegen nicht vor. Mit der Immunfluoreszenzmethode läßt sich nachweisen, daß die Anwesenheit *linearer Niederschläge von Immunglobulinen und Komplement* entlang den Basalmembranen der Alveoli charakteristisch ist.

Die Glomerulonephritis führt manchmal zu Hämaturie, doch fast immer zur Anwesenheit von Eiweiß, Erythozytenzylindern und/oder Leukozytenzylindern im Urin. Meistens besteht auch eine Urämie. Bei histopathologischer Untersuchung zeigen die Nieren Ablagerungen von eosinophilem Material in den Glomeruli, gefolgt durch eine fokale, epitheliale, mitunter auch endotheliale Zellproliferation. Zuletzt entsteht die „Halbmondformung" und eine Glomerulofibrose. Abgesehen von der großen Fibrinmenge gleichen die Veränderungen denen der subakuten oder chronischen Glomerulonephritis. Doch fällt auf, daß die für die „Immunkomplexnephritis" (S. 50; Abb. 14) so kennzeichnende, grobkörnige Ablagerung von Immunglobulinen und Komplement fehlt. Eine lineare Ablagerung dieser Proteine wird jedoch entlang der Basalmembran gefunden (Abb. 15). Obwohl auf den Basalmembranen von Alveolen und Glomeruli Immunglobuline und Komplement vorhanden sind, werden im Serum nur selten Antikörper gegen diese Basalmembrane nachgewiesen. Daß diese Antikörper gebildet werden, ergibt sich aus der Tatsache, daß sie in der Regel nach einer bilateralen Nephrektomie nachweisbar sind. Die Antikörper aus dem Serum werden also wahrscheinlich normalerweise durch den Basalmembranantigen-Überschuß in der Niere absorbiert.

Antikörper gegen Basalmembranen

Wenn man Nieren- oder Lungenhomogenate bzw. Schnitte dieser Organe von Patienten mit dem Goodpasture-Syndrom in einer sauren Pufferlösung (pH 3.2) wäscht, werden Antikörper eluiert, die mit glomerulären oder alveolären Basalmembranen (Mensch oder Affe) reagieren können. Solche ***eluierten Antikörper*** können, nachdem sie Affen injiziert sind, zu einer akuten Glomerulonephritis führen. Die bei dem Syndrom von Goodpasture vorkommenden Antikörper sind ausschließlich gegen die alveolären und glomerulären Basalmembranen gerichtet. Experimentell hergestellte Antikörper gegen glomeruläre Basalmembranen reagieren jedoch auch mit Basalmembranen von anderen Organen.

Da bei fast allen exakt untersuchten Fällen mit Goodpasture-Syndrom nach Elution Antibasalmembranantikörper nachweisbar sind, und da der pathogene Effekt dieser Antikörper fast sicher ist, kann dieses Syndrom mit Recht zu den Autoimmunkrankheiten gerechnet werden. Die Ätiologie dieses Syndroms ist hiermit jedoch noch nicht erklärt.

Obgleich nicht in allen Fällen Lungenveränderungen den Nierenläsionen vorausgehen, muß, nach aller Wahrscheinlichkeit, die Ursache hier gesucht werden.

Man kann sich vorstellen, daß eine Infektion unbekannten Ursprungs die Basalmembranantigene in der Lunge so verändert, daß kreuzreagierende Autoantikörper gegen normale Basalmembranen induziert werden.

Wegen der kleinen Zahl von Patienten, die dieses Syndrom aufweist und wegen des sehr akuten Verlaufes ist noch nicht bewiesen, ob eine Immunsuppressivatherapie wirksam ist. Diese Frage sollte sicher reiflich erwogen werden.

Solange bei beidseits nephrektomierten Patienten Antikörper gegen Basalmembranen nachweisbar sind, ist eine Nierentransplantation nicht anzuraten, nachdem Nierenläsionen derselben Art in der neuen Niere zu erwarten sind.

Zum Schluß muß auf die Möglichkeit hingewiesen werden, daß sowohl die *idiopathische pulmonale Hämosiderose* als auch die sogenannte *„schnell progressive Glomerulonephritis“* Krankheiten sind, die sich vom Goodpasture-Syndrom allein darin unterscheiden, daß sie entweder nur die Lungen- oder nur die Nierenveränderungen des Syndroms aufweisen.

Sicher ist, daß die „schnell progressive Glomerulonephritis“, was die immunologischen und nephrologischen Aspekte betrifft, nicht vom Goodpasture-Syndrom zu unterscheiden ist, weil auch hier Antikörper gegen glomeruläre Membranen in linearem Muster nachgewiesen werden. Mit dem Ausdruck „nephrotoxische Serumnephritiden“ können diese Krankheiten zusammengefaßt werden. Diese, aus der experimentellen Nephrologie stammende Bezeichnung, bezieht sich auf jene Nephritiden, die nach Injektion von Antikörpern gegen glomeruläre Basalmembranen entstehen.

XV. SEQUESTRIERTE ANTIGENE

Facogene Uveitis

Diese Uveitis entsteht, wenn Linsenbestandteile des Auges freiwerden. Im Licht der Immunopathologie betrachtet, machen zwei Gründe diese Linsenbestandteile zu außergewöhnlichen Stoffen. Erstens ihre Lage innerhalb der Linsenkapsel. Dadurch entbehren sie schon frühzeitig in ihrer Entwicklung einer normalen Blutversorgung, ein Umstand, der jeden Kontakt zwischen den Linsenbestandteilen und dem immunologischen System verhindert. Zweitens, ihre immunologische Zusammensetzung: Die Linse enthält nämlich eine Anzahl sehr organspezifischer Antigene. Während der Phylogenese zeigen diese Antigene eine auffallend konstante Zusammensetzung. Manche davon sind sogar schon bei den primitiven Wirbeltieren nachweisbar. Gelangen nun aus irgendeinem Grunde Linsenantigene aus der Linsenkapsel, so wird das immunologische System stimuliert, da keine immunologische Toleranz für diese Antigene besteht.

Klinisch wird die facogene Uveitis durch eine *Iridozyklitis* nach dem Entstehen eines Risses in der Linsenkapsel charakterisiert. Dieser Riß in der Linsenkapsel kann sowohl operativ als traumatisch bedingt sein. Die Iridozyklitis beginnt schon nach einem Tage, meistens jedoch erst nach ungefähr zehn Tagen. Nur auf ungefähr 25 % der Fälle, in denen Linsenbestandteile freiwerden, folgt eine, meist einseitige Uveitis. Erst zeigt das histologische Bild an der Stelle der Linsenkapsel-Läsion eine granulozytäre Infiltration. Dann kommt es zur Proliferation mononukleärer Zellen und Riesenzellen. Die Iris zeigt eine massive Infiltration von Lymphozyten und Plasmazellen.

Wenn man für den passiven Hämagglutinationstest mit löslichen Linsenantigenen überzogene Erythrozyten verwendet, sind bei Patienten, die eine Linsenextraktion durchgemacht haben und bei denen postoperativ Linsengewebe in der vorderen Augenkammer zurückblieb, Antikörper gegen Linsenantigene nachweisbar. Auch Hautreaktionen vom verzögerten Typ nach Einspritzung tierischer Linsenantigene sind beschrieben, doch ist diese Reaktion auch bei normalen Personen oft positiv.

Zusammenfassend ist die facogene Uveitis wahrscheinlich Folge einer immunologischen Autoreaktivität gegen Linsenantigene, gegen die keine immunologische Toleranz besteht. Es wird angenommen, daß die zelluläre Reaktivität für die Pathogenese von großer Bedeutung ist.

Entfernung des Linsengewebes, eventuell verbunden mit einer Kortikosteroidtherapie, ist die beste Behandlung.

Sterilität bei Männern durch Antikörper gegen Sperma

Heutzutage ist klar, daß bei infertilen Ehen Autoimmunität des Mannes eine Rolle spielen kann, wenn dies auch nur bei 3 % der Fall ist. Diese Autoimmunität äußert sich darin, daß bei dem Mann *Autoantikörper gegen Sperma* im Serum und im Spermaplasma nachweisbar sind, wodurch Autoagglutination der Spermatozoen stattfindet (Abb. 16). Auch mit Spendersperma als Antigen sind diese Autoantikörper mittels Agglutinationsmethoden oder Immunfluoreszenztechniken nachzuweisen. Zugleich wurden Antikörper gefunden, die in Gegenwart von Komplement auf die Spermatozoen einen immobilisierenden und/oder zytotoxischen Effekt ausüben können. Oft sieht man, daß die Antikörper nur gegen einen Teil der Spermatozoen (z.B. Kopf oder Schwanz) gerichtet sind. Dieser Unterschied scheint für die Pathogenese nicht von Bedeutung zu sein. Im allgemeinen ist der Antikörpertiter im Serum viel höher als im Spermaplasma. Doch sind es diese Antikörper, die durch Agglutination und Immobilisation der Spermatozoen das Eindringen in den Zervixschleim verhindern. Was auch die Ursache der Autoantikörperbildung sein mag, ein *Hindernis im Ductus deferens,* oder Epididymis – einseitig oder beiderseitig – spielt hier eine wichtige Rolle, da zwischen einer solchen Obstruktion und den Autoantikörpern ein deutlicher Zusammenhang besteht. Extravasation von Sperma kann bei einer Obstruktion auftreten, zuweilen mit einer lympho/plasmazellulären Infiltration verbunden. Hierbei können Spermatozoen manchmal in Lymph- oder Blutgefäßen gefunden werden. Man kann sich vorstellen, daß dies eine Autoreaktivität hervorruft, nachdem manche Spermaantigene erst später in der Ontogenese erscheinen.

Andererseits ist bewiesen, daß nicht alle Patienten mit einer Obstruktion Autoantikörper bilden. Die Tatsache, daß hier die physiologische Resorption im Epididymis imstande ist, die Produktion aufzufangen, so daß keine Extravasation auftritt, könnte dies erklären. Denkbar ist auch, daß für die Bildung von Autoantikörpern eine genetische Prädisposition unerläßlich ist.

Möglich ist eventuell auch, daß durch Stase und/oder Infektionen in den Spermaantigenen geringe Veränderungen stattfinden, die für die Bildung gegen Normalsperma kreuzreagierender Autoantikörper verantwortlich sind. Dies könnte zugleich die Anwesenheit von Autoantikörpern bei einseitiger Gonorrhoe oder bei Tuberkulose der Epididymis erklären.

Trotz ausgedehnter Forschungen konnte nie nachgewiesen werden, daß Orchitis, wie sie bei Mumps vorkommen kann, zu Autospermaagglutininbildung führt. Anders bei Läsionen des Ductus deferens, wie sie bei einer Hernienoperation verursacht werden; hier konnte Autospermaagglutininbildung nachgewiesen werden.

Es ist klar, daß Spermaagglutinine an sich die Spermatogenese nicht beeinträchtigen. Möglich ist aber, daß manche Formen der Testisdegeneration durch einen Autoimmunprozeß verursacht werden. Wahrscheinlich sind hier sowohl zytotoxische als auch zelluläre Autoimmunitätsreaktionen von Bedeutung.

XVI. AKTIVIERUNG AUTOLOGER ANTIGENE

Polyagglutinabilität von Erythrozyten

Wahrscheinlich enthalten alle menschlichen Erythrozyten ein Antigen, T-Antigen genannt. Zugleich führt das Serum aller Menschen – in unterschiedlicher Menge – Antikörper gegen dieses T-Antigen. Neugeborene haben diese Antikörper noch nicht. Obwohl also Autoantikörper gegen dieses Antigen eventuell universell vorkommen, führt dies nur selten zu Krankheitserscheinungen in Form einer hämolytischen Anämie, und zwar deshalb, weil das T-Antigen normalerweise für Autoantikörper nicht zugänglich ist. Unter Einfluß des Enzyms Neuraminidase, das bei Infektionen mit Vibrio cholerae, Pneumokokken, Streptokokken, Staphylokokken, Clostridium Welchii oder Corynebakterien freigesetzt wird, kann das T-Antigen freigelegt werden. Solche Erythrozyten werden dann bei Anwesenheit von Antikörpern gegen das T-Antigen durch normales Menschenserum agglutiniert. Die Antikörpertiter gegen das T-Antigen des Patienten verschwindet vollständig, da das jetzt zur Verfügung stehende Antigen alle Antikörper absorbiert. Auch bei anderen Infektionen kann Neuraminidase freikommen; hierbei tritt jedoch keine Polyagglutinabilität der Erythrozyten auf.

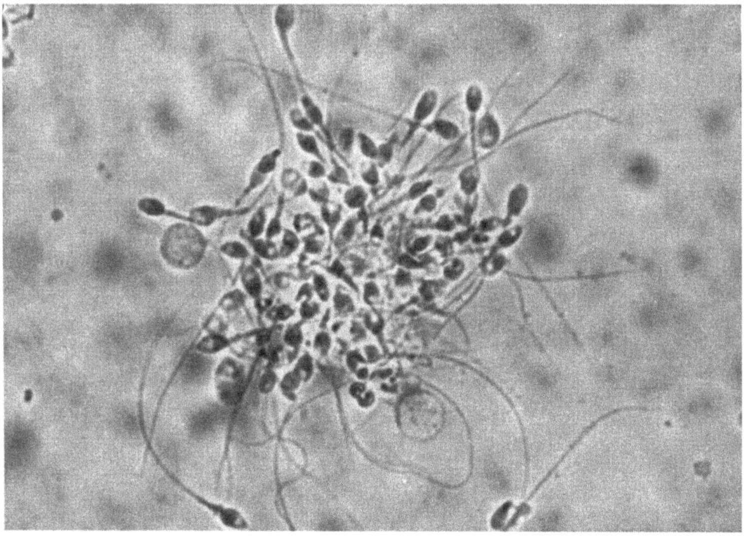

Abb. 16. Autoagglutination von Sperma im Ejakulat eines infertilen Mannes. (Nach Ph. Rümke, in: Autoimmunerkrankungen, Klinik und Therapie, Brendel und Hopf (eds.), Schattauer Verlag, Stuttgart, Seite 283).

Dieses seltene Phänomen ist unter dem Namen Huebner-Thomsen-Friedenreich-Phänomen oder Polyagglutinabilität bekannt. In vivo kann es zu einer Anämie führen. Außer dem T-Antigen gibt es auch anologe Erythrozytenantigene, wie das Tn-Antigen und das CAD-Antigen, die dasselbe Phänomen verursachen können. Die Aktivierung des letzteren Antigens ist wahrscheinlich erblich bestimmt.

Obwohl diese sekundäre Autoimmunkrankheit von geringer klinischer Bedeutung ist, ist deren Kenntnis für das weitere Begreifen der Autoimmunkrankheiten im allgemeinen von großer Wichtigkeit. Man kann sich nämlich vorstellen, daß bei den bisher als idiopathisch eingestuften Autoimmunkrankheiten gleiche Symptome auftreten.

XVII. IATROGENE AUTOIMMUNKRANKHEITEN DES BLUTES

Dieses Thema könnte man zwar ausführlich erörtern, in diesem Buch wird aber nur der Einfluß einiger Medikamente beschrieben, die – was ihre Aktivität auf autoimmunologischem Gebiet betrifft – als Beispiel dienen können.

Iatrogene Thrombopenie, Anämie oder Leukopenie durch Antikörper gegen Medikament-Blutzellen-Komplexe

Das Auftreten von thrombozytopenischer Purpura bildet eine bekannte Komplikation der medikamentösen Therapie. Hier könnte eine ganze Reihe von Medikamenten genannt werden. Von Sedormid®, Chinidin und Chinin ist jedenfalls bekannt, daß im Serum Antikörper nachweisbar sind, die in Anwesenheit des betreffenden Medikaments mit Thrombozyten reagieren. Solche Antikörper, die mit dem Komplementbindungstest am besten nachgewiesen werden, können zum beschleunigten Abbau der Thrombozyten führen. Von echten Autoantikörpern kann hier keine Rede sein, weil die Antikörper ohne Medikament nicht mit den Thrombozyten reagieren. Die Antikörper reagieren übrigens auch nicht mit dem Medikament allein, sondern sind ausschließlich gegen den Komplex Thrombozyt-Medikament gerichtet, wobei das Medikament als Hapten und der Thrombozyt als Träger fungiert.

Dasselbe Phänomen kann bei Erythrozyten oder Leukozyten, die mit dem Medikament einen Komplex gebildet haben, auftreten.

Wichtig ist zu wissen, daß solche Mechanismen bestehen, weil nicht ausgeschlossen ist, daß eine analoge Situation bei bisher als idiopathisch bezeichneten Autoimmunkrankheiten vorkommt.

Iatrogene Anämie durch Antikörper gegen Erythrozyt-Medikament-Komplexe

In diesem Fall wird nur auf Antikörper gegen Penicillin, die zu einer Anämie führen können, verwiesen. Man kann hier sicherlich nicht von Autoantikörpern sprechen, da die Antikörper ausschließlich gegen das Benzylpenicilloylhapten gerichtet sind.

Diese Antikörper können zur Lyse des Erythrozyten führen. Dieser fungiert jedoch nur als aspezifischer Träger des Penicillin-Antigens. Der hier mit anti-IgG ausgeführte positive direkte Antiglobulintest deutet also nicht auf ein Autoimmunphänomen.

Hämolytische Anämie nach Behandlung mit α-Methyldopa (z.B. Aldometil®)

Obwohl eine echte hämolytische Anämie während α-Methyldopa-Behandlung nur selten vorkommt und es außerdem noch fraglich ist, ob dies nicht auf einem Zufall beruht, ist es sicher, daß ungefähr ein Viertel der Patienten, die wegen Hypertension α-Methyldopa nehmen, einen positiven direkten Antiglobulintest aufweisen. Die Antikörper gegen die eigenen Erythrozyten gehören zur IgG-Klasse und sind meistens gegen Antigene des Rhesus-Blutgruppensystems gerichtet. Der einzige, jedoch wesentliche Unterschied ist, daß diese Antikörper auch bei hohem Titer nicht zu beschleunigtem Blutabbau führen.

Ein bedeutender Unterschied zu den früher beschriebenen iatrogenen Blutkrankheiten besteht darin, daß in diesem Falle die Antikörper – nach Elution der Erythrozyten gewonnen – auch ohne Anwesenheit von α-Methyldopa mit den Erythrozyten reagieren. Auch mit anderen Erythrozyten wird diese Reaktion beobachtet. Ein Zusammenhang mit der α-Methyldopa-Therapie besteht sicher, da die Antikörper nach Absetzen des Medikaments verschwinden und die Häufigkeit des positiven direkten Antiglobulintests von der Dauer und der Dosis der Behandlung abhängt.

Warum Autoantikörper gegen Erythrozyten während α-Methyldopa-Behandlung entstehen, ist nicht bekannt. Vielleicht verändert das Medikament die eigenen Erythrozyten-Rhesusantigene. Dies könnte das Auftreten kreuzreagierender Antikörper gegen unveränderte Antigene veranlassen. In diesem Falle müßte α-Methyldopa auch Veränderungen der Kernantigene verursachen können, da bei mit α-Methyldopa behandelten Hypertonie-Patienten oft auch antinukleäre Antikörper gefunden werden. Möglich ist jedoch, daß α-Methyldopa einen direkten Einfluß auf das immunologische System ausübt, wodurch multiple Autoantikörper gebildet werden.

IDIOPATHISCHE AUTOIMMUNKRANKHEITEN

XVIII. LOKALISIERTE KRANKHEITEN

Autoimmunthyreoiditis und Morbus Basedow-Graves

Obwohl die *Struma lymphomatosa Hashimoto* das klassische Bild einer autoimmunologischen Schilddrüsenentzündung aufweist, ist klar, daß ein großer Teil der Schilddrüsenerkrankungen als Autoimmunkrankheit betrachtet werden kann. Nur die Struma bei Kretinismus, die Thyreoiditis de Quervain – die wahrscheinlich viraler Herkunft ist –, die Tuberkulose der Schilddrüse, das Syndrom von Pendred und die fibröse Thyreoiditis von Riedel sowie die gutartigen und bösartigen Tumoren gehören nicht zu dieser Kategorie. Die Autoimmunthyreoiditis umfaßt Krankheiten, die mit einer Hyper-, Eu- oder Hypofunktion verbunden sind, während auch in der Schilddrüse – was ihre Form betrifft – verschiedene Veränderungen beobachtet werden.

All diese verschiedenen Erscheinungsformen zeigen jedoch die gleiche lympho/plasmazelluläre Infiltration als Zeichen zellulärer Reaktivität. Manchmal ist diese Infiltration ganz ausgeprägt, ist sogar mit „Keimzentrum"-Formationen verknüpft, wie z.B. bei der *hyperzellulären Variante* der Hashimotoschen Krankheit. In anderen Fällen steht die Fibrosierung im Mittelpunkt, so daß man von einer *fibrösen Variante* spricht. Diese Fibrosierung ist dann nur durch die fehlende Fibrosierung außerhalb der Schilddrüsenkapsel von der Struma Riedel zu unterscheiden. Beim *primären Myxödem* steht, wegen ungenügender Regeneration, der Funktionsverlust im Vordergrund. Man muß bedenken, daß eine geringe fokale lymphozelluläre Thyreoiditis an und für sich kaum als anormal gelten kann, da 25 % aller Obduktionen alter Frauen solche Infiltrate in der Schilddrüse zeigen (bei Männern 7 %).

Mit besonderem Nachdruck wollen wir auf die Tatsache hinweisen, daß auch die *primäre Hyperthyreose von Basedow-Graves* als Autoimmunkrankheit betrachtet werden muß. Gerade die – im Mittelpunkt stehende – Hyperfunktion der Schilddrüse ist die Folge von Autoantikörpern, die als LATS (long acting thyroid stimulator) bezeichnet werden (S. 62). Frauen sind für all diese Krankheiten prädisponiert. Diese Prädisposition ist bei der hyperzellulären Variante der Hashimotoschen Krankheit am deutlichsten (♀♀ : ♂♂ = 30 : 1) und beim Morbus Basedow mit progressivem Exophthalmus (♀♀ : ♂♂= 2 : 1) am wenigsten deutlich.

Angenommen wird, daß Symptome der Autoimmunthyreoiditis öfter bei Patienten mit Turner-Syndrom, der X-Isochromosom-Veränderung, der mongoloiden Idiotie und bei den Müttern dieser Patienten vorkommen, obwohl erst wenige entsprechende Daten vorliegen.

Eine familiäre Prädisposition ist bei der Autoimmunthyreoiditis so häufig, daß ein genetischer Zusammenhang mit Sicherheit angenommen werden kann.

Antikörper gegen Schilddrüsengewebe

Vier verschiedene Autoantikörper können bei der Autoimmunthyreoiditis im Serum gefunden werden:

1. Antikörper gegen *Thyreoglobulin*, einer Vorstufe des Thyroxins. Diese Antikörper können mit der Immunfluoreszenztechnik am besten nachgewiesen werden (Abb. 18). Nachdem das Antigen nicht zellulär lokalisiert, sondern frei im Kolloid anwesend ist, zeigt diese Methode im positiven Fall Fluoreszenz des Kolloidmateriales auf nicht fixierten Schnitten. Für die quantitative Wiedergabe des Antikörpertiters ist die sehr empfindliche passive Hämagglutinationstechnik von Boyden vorzuziehen. Formalinisierte, mit Thyreoglobulin überschichtete Schaferythrozyten können hier gebraucht werden. Ein Titer über 1 : 250 wird als abnormal betrachtet.
2. Antikörper gegen *Zytoplasma des follikelbesetzten Epithels.* Diese Antikörper, die gegen ein mikrosomales Antigen gerichtet sind, werden auch mit der Immunfluoreszenztechnik nachgewiesen (Abb. 18). Als Substrat wird das unfixierte Schilddrüsengewebe von Hyperthyreose-Patienten bevorzugt. Die Antikörper sind komplementbindend und können mit dem Komplementbindungstest quantitativ erfaßt werden. In Anwesenheit von Komplement haben diese Antikörper einen toxischen Effekt auf Schilddrüsenzellen einer Zellkultur. Nachdem im menschlichen Serum auch antimitochondriale Antikörper vorkommen können, die, abgesehen von einem etwas körnigeren Aussehen von den antimikrosomalen Antikörpern kaum zu unterscheiden sind, sollte das Serum bei der Zytoplasmafluoreszenz auch auf antimitochondriale Antikörper untersucht werden (S. 85).
3. Neben den schon genannten Antikörpern gegen Thyreoglobulin, sind auch Antikörper gegen ein *zweites Antigen* (CA_2) im Kolloid beschrieben. Diese Antikörper sind ausschließlich mit der Immunfluoreszenztechnik nachweisbar. Für diesen Zweck wird das Substrat eine kurze Zeit in Methanol fixiert. Das Fluoreszenzmuster ermöglicht es, diese Antikörper von denen, die gegen Thyreoglobulin gerichtet sind, zu unterscheiden.
4. Der letzte Antikörpertyp ist als LATS (long acting thyroid stimulator) bekannt. Da der Name nicht darauf deutet, daß es sich hier um einen Antikörper handelt, ist zu erwähnen, daß LATS ein IgG-Globulin ist, das durch anti-IgG inaktiviert werden kann. Die LATS-Aktivität ist im Fab-Fragment

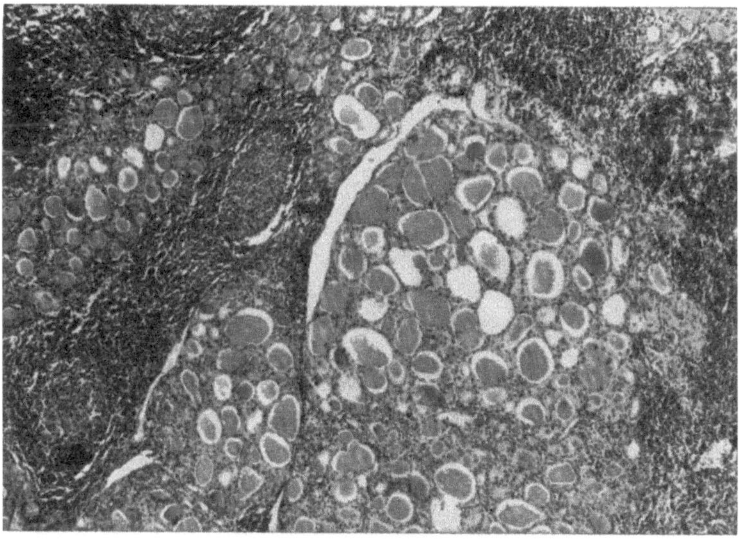

a.

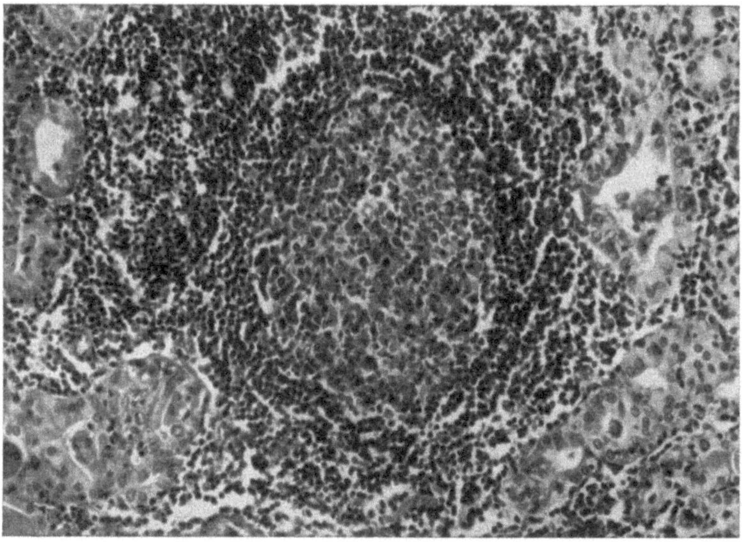

b.

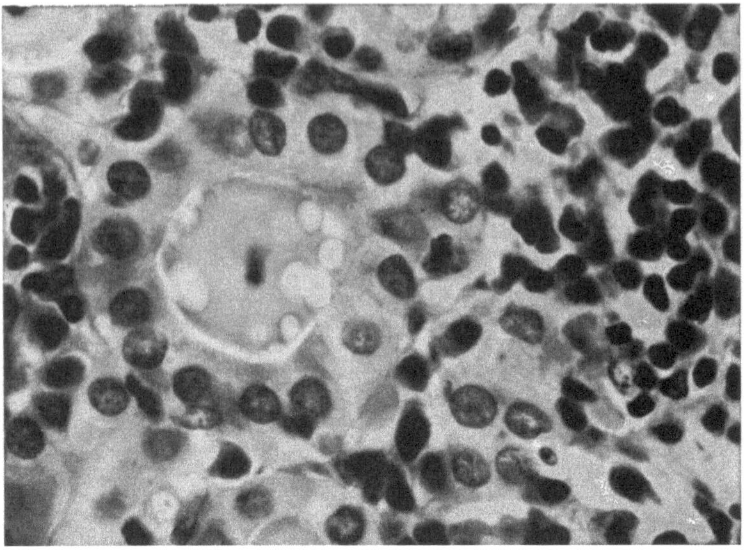

c.

Abb. 17. Struma lymphomatosa Hashimoto (hyperzelluläre Variante) H.E.-Färbung.

a. Vergrößerung 40fach. Starke lympho/plasmazelluläre Infiltration mit „Keimzentren"
b. Vergrößerung 125fach. „Keimzentrum" mit Destruktion der Schilddrüsenfollikel
c. Vergrößerung 540fach. Schilddrüsenfollikel, mit eosinophilem Epithel ausgekleidet. In die Schilddrüsenfollikel eingedrungene lympho/plasmazelluläre Infiltration.

des IgG lokalisiert. LATS kann von Schilddrüsengewebe absorbiert werden.

Leider kann LATS nur im Tierexperiment nachgewiesen werden. Dafür wird das Serum von Hyperthyreose-Patienten Mäusen, die vorher mit ^{131}J behandelt waren, intravenös eingesptitzt. Das Blut der Mäuse zeigt nun einen langsam ansteigenden und anhaltend hoch bleibenden ^{131}J-Spiegel. Normalserum ergibt keine Reaktion. Nach Injektion mit thyreoidstimulierenden Hormonen (TSH) wird eine schnelle kurze Zunahme des ^{131}J im Blut meßbar. Diese biologische Nachweismethode ist für Routineuntersuchung sicher nicht geeignet. Da LATS ein Antikörper gegen Schilddrüsengewebe ist, wäre eine immunologische Nachweismethode vorzuziehen. Keine der bekannten immunologischen Techniken hat sich jedoch bisher als geeignet erwiesen, weil unsere Kenntnis über das gegen LATS gerichtete Antigen noch mangelhaft ist.

Häufigkeit des Antikörpervorkommens

Von LATS abgesehen, sind Antikörper gegen Schilddrüsengewebe nicht stets mit gewissen klinischen und histopathologischen Formen von Schilddrüsenveränderungen verbunden. Bei der Hashimoto-Krankheit werden Antikörper gegen Thyreoglobulin, gegen das mikrosomale oder gegen das zweite Antigen im Kolloid fast bei allen Patienten angetroffen. Patienten mit einem primären Myxödem zeigen seltener einen oder mehrere der genannten Antikörper. Viel seltener (± 75 %) ist das Vorkommen bei Patienten mit einer primären Hyperthyreose, doch auch hier kann in 80 % der Fälle LATS nachgewiesen werden, wenn das Serum vorher konzentriert wird. Patienten mit einer nicht toxischen Struma zeigen in weniger als der Hälfte der Fälle Antikörper gegen das Kolloid oder das Zytoplasma der Epithelzellen. Bei Patienten, die an der Krankheit von de Quervain oder an einem Schilddrüsenkrebs leiden, sollte das Antikörpervorkommen etwas höher als normal liegen. Antikörper gegen Schilddrüsenbestandteile werden auch bei vielen normalen Personen gefunden. Im allgemeinen ist die Häufigkeit ungefähr 5 %, doch bei Frauen über 50 Jahre sicher mehr als 20 %. Ob diese „gesunden" Frauen wirklich ganz gesund sind, ist fraglich, da Obduktionen ebensohäufig lymphozelluläre Infiltrate zeigen.

Außer der Häufigkeit, mit der die genannten Antikörper gefunden werden, ist natürlich der Titer von Wichtigkeit. Dies gilt besonders für die Beurteilung des einzelnen Patienten. In der Regel ist der Titer bei der Hashimotoschen Krankheit am höchsten. Bei dem primären Myxödem werden meistens etwas niedrigere Titer beobachtet, während der Titer bei der primären Hyperthyreose gewöhnlich viel niedriger ist.

Zusammenfassend kann man sagen, daß das Fehlen der Antikörper der beste Hinweis für die Diagnostik ist, weil damit die Krankheit von Hashimoto nahezu ausgeschlossen werden kann.

Ein hoher Antikörpertiter ist jedoch kein Beweis dafür, daß es sich nicht um eine andere Schilddrüsenkrankheit handelt. Obwohl z.B. beim Karzinom in der Regel keine Antikörper – oder nur ein niedriger Titer – gefunden werden, gibt es so zahlreiche Ausnahmen, daß man doch mit dieser Möglichkeit rechnen muß. Das gilt für den Fall, daß diese Krankheit klinisch vermutet wird, auch dann, wenn Antikörper gegen Schilddrüsengewebe in hohem Titer gefunden werden. Die Prognose eines mit lymphozellulärer Thyreoiditis verbundenen Karzinoms ist günstiger als die bei „normaler" Malignität.

Beziehungen zu anderen lokalisierten idiopathischen Autoimmunkrankheiten

Wie schon früher angedeutet wurde, besteht ein deutlicher klinischer und serologischer Zusammenhang zwischen Autoimmunthyreoiditis und anderen lokalisierten idiopathischen Autoimmunkrankheiten, die in diesem Kapitel besprochen werden. Diese Verwandtschaft äußert sich darin, daß diese Erkrankungen und/oder ihre typischen serologischen Veränderungen bei Patienten mit Autoimmunthyreoiditis viel häufiger vorkommen, als nach den Gesetzen der Wahrscheinlichkeit zu erwarten ist. Möglicherweise gilt dies, wenn auch in geringerem Maße, für die Myasthenia gravis, generalisierten Lupus erythematosus,

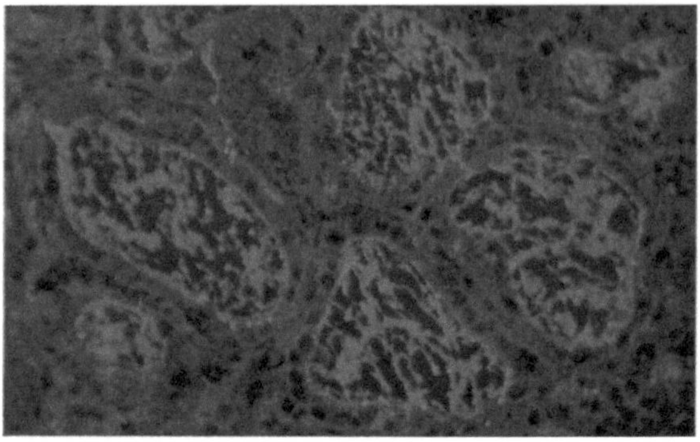

a.

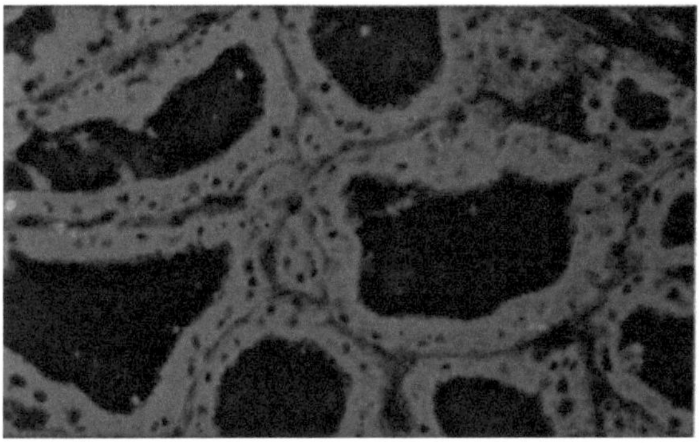

b.

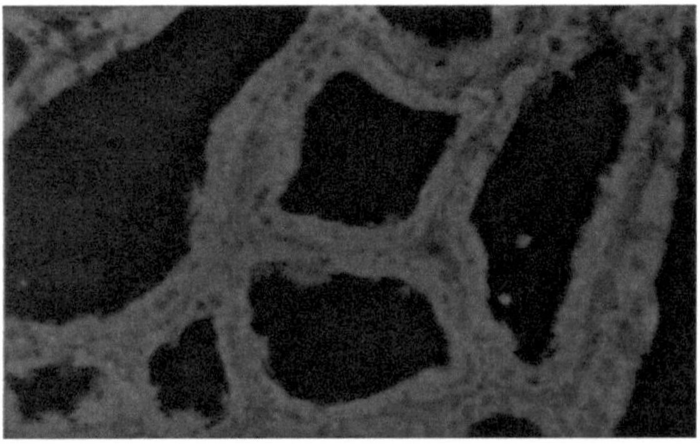

c.

d. 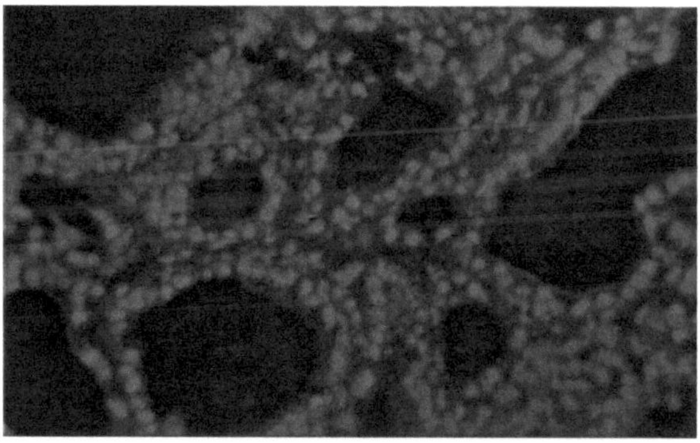

e. 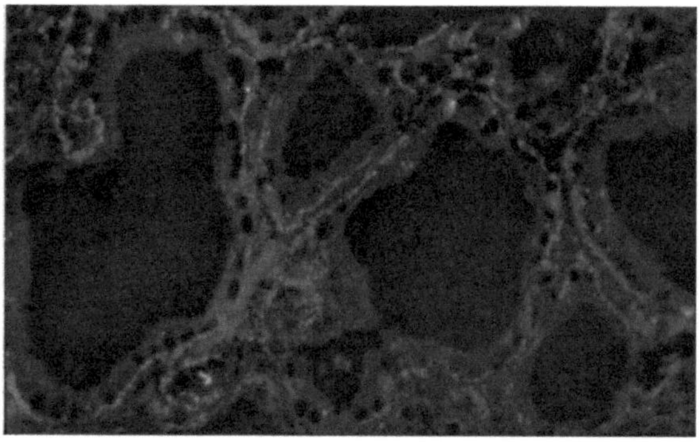

Abb. 18. Antikörper gegen Schilddrüsengewebe. Indirekte Immunfluoreszenztechnik mit menschlichem Schilddrüsengewebe als Antigen. Dieselben Bedingungen wie bei Abb. 11, Vergrößerung 110fach.

a. Antikörper gegen Kolloid
b. Antikörper gegen Zytoplasma von follikelbesetztem Epithel
c. Antikörper gegen Mitochondrien, die unter anderem im Serum von Patienten mit biliärer Zirrhose vorkommen.
d. Antikörper gegen Kerne (ANF)
e. Keine Antikörper gegen Schilddrüse (Normalserum)

die Autoimmunhepatitis und die biliäre Leberzirrhose. Der Zusammenhang zwischen lymphozellulärer Thyreoiditis und lymphozellulärer Adrenalitis ist bereits seit 1926 als das Schmidtsche Syndrom bekannt. Wir wissen jetzt, daß sich hier Autoimmunthyreoiditis und Autoimmunhepatitis zusammenfügen.

Therapie

Die Autoimmunthyreoiditis kann am besten durch Verabreichung von Thyroxin behandelt werden, eventuell mit vorausgehender Prednisonkur. Wenn Antikörper gegen Schilddrüsengewebe nachgewiesen sind, führt die Behandlung mit radioaktivem Jod oder die operative Entfernung eines Schilddrüsenanteils meistens zur Hypothyreose. Was die Behandlung des Morbus Basedow-Graves mit Prednison oder Immunsuppressiva betrifft, stehen noch zu wenig Daten zur Verfügung, ein günstiger Effekt auf den Exophthalmus ist jedoch möglich. Außerdem kann man für die Hyperthyreose-Therapie Thyreostatika, radioaktives Jod oder die subtotale Strumektomie wählen.

Autoimmungastritis

Eine lympho/plasmazelluläre Infiltration der Magenschleimhaut (Abb. 19) charakterisiert diese Gastritis. Ist die Gastritis nur gering ausgeprägt, spricht man von einer oberflächlichen lymphozellulären Gastritis. Als Folge einer ernsten Gastritis kann die Magenschleimhaut atrophisch werden, wobei das Magenschleimhautepithel die Differenzierung in verschiedene Zelltypen verliert. So ein atrophischer Magen kann zu intestinaler Metaplasie führen. Was die Magenfunktion betrifft, ist von Bedeutung, daß unter solchen Umständen nur noch einzelne, oder gar keine Parietalzellen mehr vorhanden sind.

Wir wissen heute, daß die Parietalzellen im Magenfundus sowohl die Magensäure als auch den sog. „intrinsic factor" produzieren.

Der „intrinsic factor" ist für die Passage von Vitamin B_{12} durch die Darmwand notwendig. Patienten mit einer fortgeschrittenen Autoimmungastritis haben durch den Schwund der Parietalzellen oft eine histaminrefraktäre Achlorhydrie und einen Vitamin-B_{12}-Mangel. Dies kann sich als *perniziöse Anämie* und durch neurologisch-psychische Störungen äußern.

Antikörper gegen Magengewebe

Die Annahme, daß es sich um eine Autoimmunkrankheit handelt, brachte der Nachweis von Autoantikörpern gegen antigene Bestandteile der Magenwand. Bei Patienten, die an perniziöser Anämie leiden, werden Autoantikörper gegen den „intrinsic factor" und gegen Parietalzellen des Magens gefunden. Hier ist noch anzufügen, daß diese Autoantikörper nicht immer beobachtet werden, im Gegensatz zu den lymphozellulären Infiltraten der Magenschleimhaut, die stets gefunden werden.

Bei Patienten mit einer Autoimmungastritis, und zwar fast ausschließlich bei denen, die zugleich an perniziöser Anämie leiden, werden oft *Antikörper gegen den intrinsic factor* gefunden. Dabei können zwei Sorten, nämlich

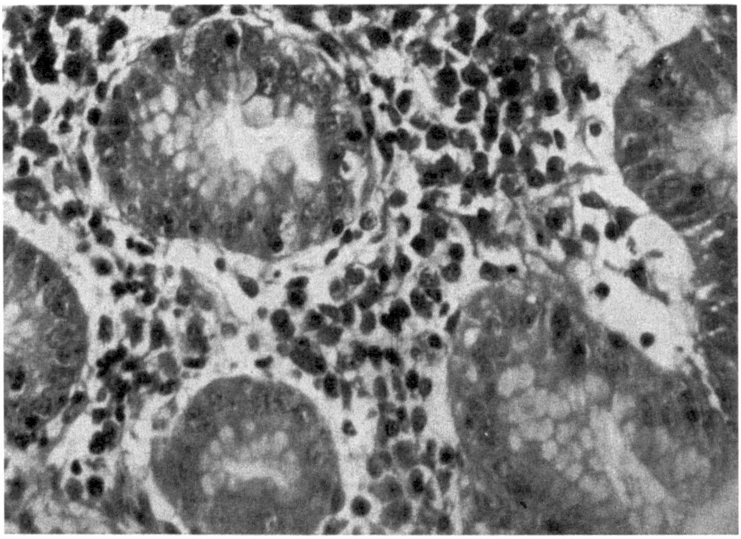

Abb. 19. Autoimmungastritis. Lympho/plasmazelluläres Infiltrat in der oberen Schicht der Magenschleimhaut. Vergrößerung 540fach. (Photo zur Verfügung gestellt durch Thea M. Feltkamp-Vroom).

bindende und *blockierende Antikörper* unterschieden werden. Die „blockierenden" Antikörper sind gegen die Stelle des „intrinsic factor" gerichtet, an der die Bindung mit Vitamin B_{12} stattfindet und verhindern dadurch die Bindung an dieses Vitamin. Die *bindenden* Antikörper sind gegen eine andere Stelle des „intrinsic factor" gerichtet und verhindern die Bindung an Vitamin B_{12} nicht. Beide Typen können am besten mit radioimmunologischen Bestimmungen nachgewiesen werden.

Um *bindende* Antikörper nachzuweisen, mischt man radioaktiv markiertes Vitamin B_{12} in vitro mit dem „intrinsic factor". So entsteht ein radioaktiver Vitamin B_{12}-intrinsic factor-Komplex. Wird diesem Komplex das Serum, das untersucht werden soll, hinzugefügt, dann wird dieser Komplex, falls das Serum Antikörper gegen diesen Komplex enthält, zum Teil an die Immunglobuline des Serums gebunden werden. Nach elektrophoretischer Trennung oder nach „Aussalzung" stellt man fest, ob die Radioaktivität dieser Immunglobulinfraktion höher ist als die eines Kontrollserums.

Auch für die Bestimmung der „blockierenden" Antikörper verwendet man radioaktives Vitamin B_{12}. An das Serum wird eine bekannte Menge intrinsic factor und ein bekannter Überschuß von radioaktiv markiertem Vitamin B_{12} gegeben. Eventuell anwesende „blockierende" Antikörper werden die Bindung zwischen intrinsic factor und Vitamin B_{12} verhindern. In diesem Fall wird also, nach der Reaktion, mehr ungebundenes Vitamin B_{12} übrigbleiben als bei einem normalen Kontrollserum. Entfernt man das übriggebliebene

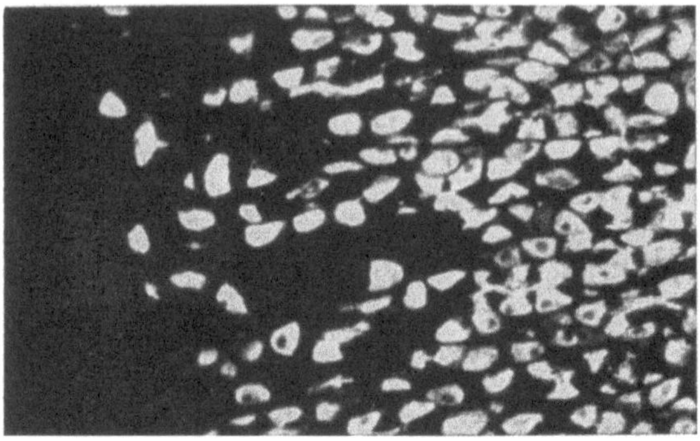

a.

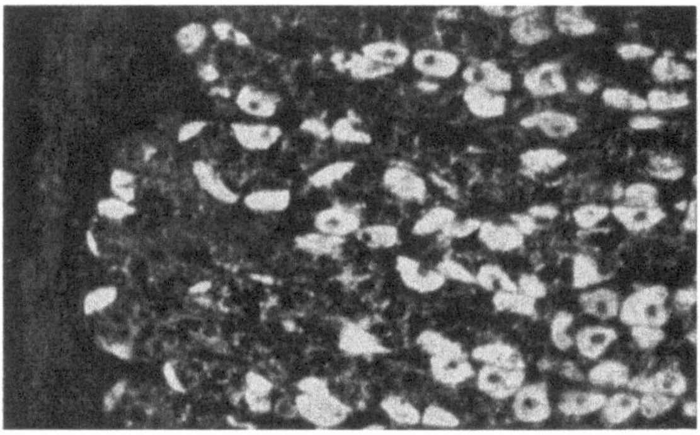

b.

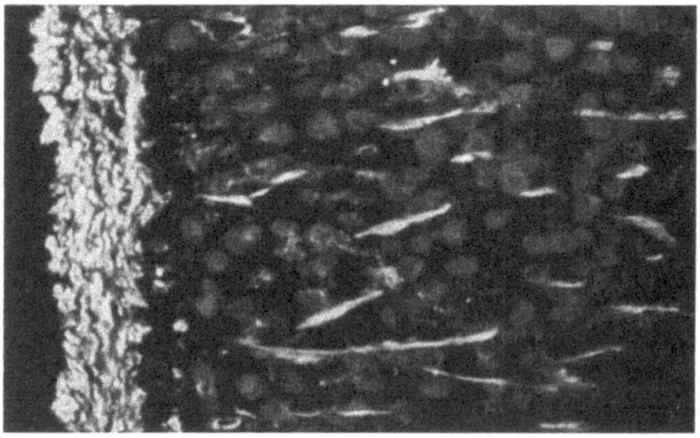

c.

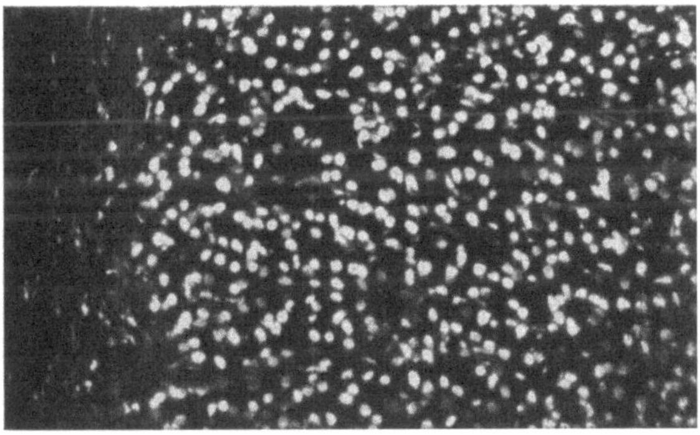

d.

e.

Abb. 20. Antikörper gegen Magenschleimhaut. Indirekte Immunfluoreszenztechnik mit Rattenmagen als Antigen. Dieselben Bedingungen wie in Abb. 11 Patientenseren 1 : 20 verdünnt. Vergrößerung 110fach.

a. Antikörper gegen Parietalzellen
b. Antikörper gegen Mitochondrien, u.a. im Serum von Patienten mit primär biliärer Leberzirrhose
c. Antikörper gegen glattes Muskelgewebe, u.a. im Serum von Patienten mit aktiver chronischer Hepatitis
d. Antikörper gegen Kerne
e. Keine Antikörper gegen Magenschleimhaut (Normalserum).

Vitamin B_{12}, kann die Radioaktivität dieses freien B_{12}-Vitamins gemessen werden.

Bei Patienten mit Autoimmungastritis findet man außer den Antikörpern gegen den intrinsic factor auch *Antikörper gegen Parietalzellen der Magenschleimhaut.* Mit der Immunfluoreszenztechnik können diese Antikörper qualitativ am besten bestimmt werden. Nachdem die Antikörper nicht individuum- und nur in geringem Maße spezies-spezifisch sind, kann auch Rattenmagenschleimhaut verwendet werden. Ist das Ergebnis positiv, dann zeichnet sich eine schwach körnige Fluoreszenz des Zytoplasmas der Parietalzellen deutlich gegen die dunklen, farblosen restlichen Zellen der Magenschleimhaut ab (Abb. 20a). Wir wissen, daß Antikörper gegen Parietalzellen fast ausschließlich IgG-Globuline sind und gegen Antigene der mikrosomalen Zellfraktion gerichtet sind. Nachdem die Antikörper gegen parietale Zellen komplementbindend sind, können sie mit der Komplementbindungsreaktion quantitativ nachgewiesen werden. Ist die Fluoreszenz grobkörnig und ist der Hintergrund nicht dunkel, dann enthält das Serum wahrscheinlich nicht-organspezifische Antikörper gegen Mitochondrien (Abb. 20b). Sicherheitshalber wird jeder Fall von parietaler Zellfluoreszenz auch auf antimitochondriale Antikörper untersucht (S. 85).

Vorkommen der Antikörper

Die *bindenden* Antikörper gegen intrinsic factor kommen fast niemals ohne die „blockierenden" Antikörper vor. In der Praxis genügt es darum den letzten Antikörpertyp nachweisen zu lassen. Diese Antikörper werden beinahe nur bei Patienten mit perniziöser Anämie, und zwar in einer Häufigkeit von gut 50 % gesehen. Antikörper gegen parietale Zellen findet man viel öfter bei perniziöser Anämie (ca. 80 %). Diese Antikörper kommen jedoch auch bei Patienten mit anderen Krankheiten vor, wie z.B. Eisenmangelanämie, andere lokalisierten idiopathischen Autoimmunkrankheiten, Vitiligo und Diabetes mellitus. Möglicherweise gibt es in diesen Fällen eine (superfizielle) Autoimmungastritis Auffallend ist, daß diese Antikörper häufiger bei Frauen als bei Männern gefunden werden.

Auch bei normalen Personen findet man Antikörper gegen Parietalzellen; bei Frauen über 50 sogar in einer Häufigkeit von ungefähr 20 %. Fraglich ist jedoch, ob diese Personen völlig im Normbereich liegen, da sie sehr oft eine superfizielle Gastritis und/oder verminderte Magensäurewerte haben.

Schon seit langem wurde vermutet, daß eine *genetische Prädisposition* bei perniziöser Anämie eine Rolle spielte. Nachdem Antikörper gegen parietale Zellen viel häufiger vorkommen als klinisch nachweisbare perniziöse Anämie, wurde eine genauere genetische Forschung angesetzt. Es stellte sich heraus, daß die Anzahl zur Bildung von Antikörpern gegen Parietalzellen wahrscheinlich durch ein autosomal dominantes Gen bestimmt wird.

Beziehungen zu anderen lokalisierten idiopathischen Autoimmunkrankheiten

Sowohl klinisch als serologisch ist eine deutliche Relation zwischen der Autoimmungastritis einerseits und der Autoimmunthyreoiditis, -adrenalitis und -parathyreoiditis andererseits vorhanden. Es gibt auch eine Kombination mit Vitiligo und juvenilem Diabetes mellitus und einen Zusammenhang mit Myasthenia gravis und autoimmunhämolytischer Anämie. Obwohl solch ein breites Spektrum zusammenhängender Autoimmunkrankheiten einen primären Defekt des immunologischen Systems vermuten läßt, ist eine primäre Veränderung der Magenantigene nicht ausgeschlossen.

Was die *Pathogenese* der Autoimmungastritis betrifft, wollen wir bemerken, daß diese wahrscheinlich Folge einer zellulären Autoreaktivität ist. Die Remission durch Prednisontherapie unterstützt diese Auffassung. Gegen die Bedeutung der humoralen Immunität spricht weiterhin, daß die Krankheit auch ohne die Anwesenheit von Autoantikörpern vorkommt und außerdem die Feststellung, daß die Autoantikörper für die parietalen Zellen nicht zytotoxisch sind.

Therapie

Zuletzt sei gesagt, daß man die Gastritis, die die Basis einer perniziösen Anämie und/oder einer kombinierten Strangdegeneration (Rückenmark) bildet, als Autoimmunkrankheit betrachten kann. Diese Behauptung hat jedoch keine therapeutischen Konsequenzen. Die Therapie des Vitamin-B_{12}-Mangels steht im Vordergrund. Für die Prävention ist die Erkennung der Autoimmungastritis von Bedeutung. Wir wissen heute, daß bei Angehörigen von Patienten mit einer lokalisierten idiopathischen Autoimmunkrankheit, wie z.B. Autoimmunthyreoiditis, -gastritis, -adrenalitis und -parathyreoiditis erhöhte Gefahr für eine solche Erkrankung besteht. Der Nachweis der Autoantikörper kann die Diagnose beschleunigen. Darum ist anzuraten, bei Angehörigen eine entsprechende Untersuchung anzusetzen, damit man eine eventuell notwendige Therapie rechtzeitig beginnen kann.

Autoimmunadrenalitis

Wir ziehen den Ausdruck Autoimmunadrenalitis den üblichen Bezeichnungen wie idiopathische Nebennierenrindeninsuffizienz oder idiopathische Nebennierenrindenatrophie vor. Es bestehen zahlreiche Hinweise, daß die Ursachen der *Addison-Krankheit* zum großen Teil autoimmunologisch sind bzw. daß der Begriff Autoimmunadrenalitis sicherlich aus didaktischen Gründen empfehlenswert ist. Die primäre Addison-Krankheit, die nicht durch eine hypophysäre Insuffizienz verursacht wird, kann als Autoimmunkrankheit betrachtet werden, da die Nebennierenrindeninsuffizienz nicht Folge einer Infektionskrankheit (Tuberkulose, Syphilis, Meningokokken, Histoplasmose) oder durch Neoplasma, Amyloidose oder Ischämie bedingt ist. Nachdem bis vor kurzem die Tuberkulose die wichtigste Ursache der Addison-Krankheit (ohne hypophysäre Insuffizienz) war und diese Ursache heutzutage selten vorkommt, nimmt die Häufigkeit der Autoimmunadrenalitis stark zu. Die Krankheit kann in jedem Alter vorkommen, bevorzugt jedoch in mittlerem Alter. Frauen leiden öfter darunter als Männer.

Obwohl es selbstverständlich erscheint, ist es gut darauf hinzuweisen, daß

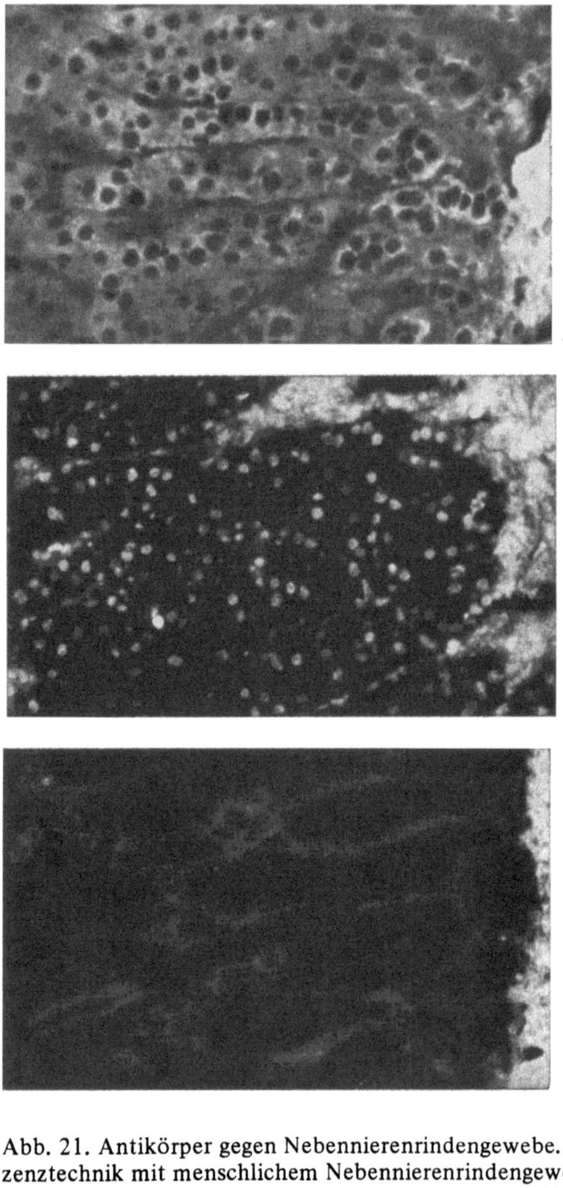

a.

b.

c.

Abb. 21. Antikörper gegen Nebennierenrindengewebe. Indirekte Immunfluoreszenztechnik mit menschlichem Nebennierenrindengewebe als Antigen. Dieselben Bedingungen wie in Abb. 11. Vergrößerung 110fach.

a. Antikörper gegen Nebennierenrinde.
b. Antikörper gegen Kerne (ANF)
c. Keine Antikörper gegen Nebennierenrindengewebe (Normalserum). Nur die Kapsel zeigt unspezifische Fluoreszenz.

erst dann von einer Autoimmunkrankheit gesprochen werden kann, wenn die Funktion der beiden Nebennierenrinden beinahe völlig verlorengegangen ist. Viel eher kann man von einer Autoimmunadrenalitis sprechen, obwohl dies in der Praxis schwer beweisbar ist, weil die Nebenniere für bioptische Untersuchungen unzugänglich ist. Die Nebennieren der Patienten, die an dieser Krankheit leiden, zeigen bilateral eine lympho-/plasmazelluläre Infiltration mit mehr oder weniger starker Destruktion des Rindenparenchyms und Fibrosierung. Auffallend sind Ketten großer, nicht vakuolisierter, pigmentierter Zellen mit pyknotischen Kernen, die den Rest des Rindenparenchyms bilden. Das Nebennierenmark ist nicht zerstört und weist nur geringe lymphozelluläre Infiltration auf.

Antikörper gegen Nebennierenrindengewebe

Neben diesen Formen vermutlich zellulärer Reaktivität werden bei dieser Krankheit auch Zeichen humoraler Reaktivität gegen Nebennierenrinde beobachtet, obwohl dies keineswegs immer der Fall ist. Möglicherweise kann dies der Tatsache zugeschrieben werden, daß in vielen Fällen bereits die vollständige Destruktion des Nebennierenrindengewebes stattgefunden hat. Dabei könnte der Antigenmangel zum Verschwinden von früher anwesenden Antikörpern geführt haben.

Antikörper gegen Nebennierenrindengewebe, die man bei Patienten mit einer autoimmunen Adrenalitis findet, werden am besten mit der indirekten Immunfluoreszenztechnik nachgewiesen. Meistens wird dazu menschliche Nebennierenrinde als Antigen verwendet, weil die Antikörper eine gewisse Spezies-Spezifität aufweisen. Nebennierenrinde von Affen scheint auch brauchbar zu sein, doch steht dieses Gewebe nicht in jedem Laboratorium in entsprechender Menge zur Verfügung. In positivem Falle ist Fluoreszenz des Epithels der Zellen aller Zonen des Nebennierenrindenparenchyms wahrnehmbar, und zwar am stärksten in der Zona glomerulosa (Fig. 21a).

Die Antikörper können, außer mit der Immunfluoreszenztechnik, auch mit der Komplementbindungsreaktion, dem passiven Hämagglutinationstest und mit Präzipitationstechniken nachgewiesen werden. Von diesen Methoden ist nur die Komplementbindungsreaktion von praktischem Wert. Die Antikörper sind IgG-Globuline, wahrscheinlich gegen Antigene gerichtet, die kleiner sind als mikrosomale Zellbestandteile und/oder die mikrosomalen Teile selbst.

Vorkommen der Antikörper

Antikörper gegen Nebennierenrindengewebe werden bei 50 bis 75 % der Patienten mit idiopathischer Nebennierenrindeninsuffizienz gefunden. Beurteilung der in der Literatur angegebenen Häufigkeit ist von den für die Diagnose gestellten Karrieren abhängig. Außer Patienten mit einer idiopathischen Nebennierenrindeninsuffizienz ohne nachweisbare Antikörper, gibt es noch, obwohl sehr selten, Patienten, die wohl Antikörper gegen Nebennierenrindengewebe haben, bei denen die Diagnose idiopathische Nebennierenrindeninsuffizienz dennoch nicht gestellt werden kann. Aus eigener Erfahrung weiß ich jedoch, daß ein

Morbus Addison eventuell erst nach Jahren klinisch nachweisbar wird. Wahrscheinlich bestand in diesen Fällen bereits eine Autoimmunadrenalitis.

Beziehungen zu anderen lokalisierten idiopathischen Autoimmunkrankheiten

Wie in dem Kapitel über Autoimmunthyreoiditis und -gastritis schon erörtert, besteht eine deutliche Beziehung zu diesen Autoimmunkrankheiten. Diese Verwandtschaft ist sowohl klinisch als auch sereologisch. Antikörper gegen Nebennierenrindengewebe findet man jedoch selten bei solchen Autoimmunkrankheiten, wenn nicht zugleich eine Nebennierenrindeninsuffizienz besteht. Klinisch ist festgestellt, daß Patienten mit einer Autoimmunthyreoiditis oder -gastritis selten auch eine Autoimmunadrenalitis haben. Patienten mit einer Autoimmunadrenalitis haben jedoch oft zugleich eine der oben genannten Krankheiten. Die Tatsache, daß die Autoimmunadrenalitis viel seltener vorkommt als die Autoimmunthyreoiditis oder -gastritis, gibt die Erklärung für diese einseitige Beziehung.

Außer mit den hier erwähnten Autoimmunkrankheiten besteht auch ein Zusammenhang mit der Autoimmunparathyreoiditis. Insbesondere die Patienten, die an diesen beiden Krankheiten leiden, weisen oft auch eine *Moniliasis* auf. Der Zusammenhang mit dieser Schimmelinfektion ist noch nicht klar. Die Hypofunktion der Schilddrüse und der Nebennierenrinde bietet keine ausreichende Erklärung, da die Schimmelinfektion manchmal den endokrinen Veränderungen vorausgeht.

Zugleich besteht auch noch eine ungeklärte Beziehung zwischen diesen Autoimmunkrankheiten einerseits und Vitiligo und juvenilem Diabetes mellitus andererseits. Häufig entwickelt sich eine sogenannte Addison-Krise, mit Antikörpern gegen Nebennierenrindengewebe, zugleich mit einem zuvor noch nicht vorhandenen Diabetes mellitus. Auf den Zusammenhang zwischen Autoimmunadrenalitis und primärer Ovarialinsuffizienz werden wir später noch zurückkommen (S. 78).

Wegen der Seltenheit der Autoimmunadrenalitis ist diese Krankheit weder klinisch noch serologisch für genetische Untersuchungen geeignet. Auffallend ist jedoch, daß in Publikationen oft verschiedene Fälle in einer Familie beschrieben werden. Das gleichzeitige Auftreten anderer Autoantikörper, wie z.B. die gegen Schilddrüse und Magen innerhalb einer Familie, ist dagegen häufiger.

Zusammenfassend können wir feststellen, daß die Autoimmunadrenalitis eine Krankheit ist, die wahrscheinlich durch eine zelluläre Autoreaktivität verursacht wird. Die humoralen Antikörper sind vor allem für das Stellen der Diagnose von Bedeutung, noch bevor sich Ausfallsymptome im Sinne der Addison-Krankheit offenbart haben. Substitution muß als Therapie dienen.

Idiopathischer Hypoparathyreoidismus

Für den Fall, daß die histopathologische Forschung nachweisen könnte, daß das Erscheinen lympho/plasmazellulärer Infiltrate in der Nebenschilddrüse Ursache dieser seltenen Krankheit, oder wenigstens damit verbunden wäre, könnte man den Ausdruck Autoimmunparathyreoiditis gebrauchen. Nachdem aber die Berichte der Pathologen nur enthalten, daß die Nebenschilddrüse unauffindbar oder ganz verfettet ist, ist die Bezeichnung Autoimmunparathyreoiditis (noch) nicht angebracht. Doch sprechen viele andere Argumente für den autoimmunen Charakter dieser Krankheit. *Antikörper gegen Nebenschilddrüsengewebe* können mit der Immunfluoreszenztechnik nachgewiesen werden. Man kann diese organspezifischen Antikörper am besten mit Nebenschilddrüsenadenomgewebe als Substrat nachweisen. Die Antikörper sind nicht gegen das Nebenschilddrüsenhormon, sondern wahrscheinlich gegen das Zytoplasma oxyphiler Zellen gerichtet. Die Antikörper kommen in beinahe 40 % der idiopathischen Hypoparathyreosefälle vor. Obwohl die Krankheit mehr bei Frauen beobachtet wird, sind die Antikörper, was das Geschlecht betrifft, gleich verteilt. Nicht nur bei Patienten mit idiopathischem Hypoparathyreoidismus kommen diese Antikörper vor. Auch bei Autoimmunadrenalitis (25 %) und bei Autoimmunthyreoiditis (10 %) werden sie angetroffen. Auch klinisch besteht ein Zusammenhang mit diesen Erkrankungen und ebenso mit der Autoimmungastritis. Ein bemerkenswerter Unterschied ist jedoch, daß der idiopathische Hypoparathyreoidismus öfters bei Kindern als bei Erwachsenen vorkommt.

Wir haben schon früher darauf hingewiesen, daß Moniliasis bei solchen Patienten häufig angetroffen wird (S. 76). Diese Schimmelinfektion sieht man auch bei Angehörigen von Patienten, die nur an einer dieser Krankheiten leiden. Was den idiopathischen Hypoparathyreoidismus selbst betrifft, kann man sagen, daß eine familiäre Prädisposition besteht, daß diese jedoch nicht so deutlich ist wie die familiäre Prädisposition für den Fall, daß idiopathischer Hypoparathyreoidismus, Autoimmunadrenalitis und Moniliasis zusammen vorkommen.

Auch *Alopecia totalis* und primäre Ovarialinsuffizienz werden manchmal bei Patienten mit einem idiopathischen Hypoparathyreoidismus festgestellt.

Zuletzt sei noch bemerkt, daß die Tatsache, daß man diese Erkrankung zu den Autoimmunkrankheiten zählt, keine therapeutischen Konsequenzen mit sich bringt. Der Vorteil einer solchen Einteilung liegt mehr auf Seite der Prävention. So besteht die Möglichkeit, nach serologischer Untersuchung sowohl den Patienten als die Familie vor Krankheiten, die mit idiopathischem Hypoparathyreoidismus verwandt sind, zu bewahren. Substitution der verlorenen Nebenschilddrüsenfunktion wird die Therapie sein müssen.

Vitiligo

Von dieser Pigmentanomalie – durch scharf begrenzte weiße Flecke, die von dunkel pigmentierter Haut umgeben sind, charakterisiert – ist schon lange bekannt, daß sie mit Morbus Basedow, Myxödem, Addison-Krankheit, Magenerkrankungen, Diabetes mellitus und Sklerodermie in Verbindung steht. Neuerdings zeigte es sich, daß solche Patienten auch häufig Antikörper gegen Schilddrüsengewebe, Parietalzellen des Magens und der Nebennierenrinde aufweisen. Antikörper gegen Kerne, glattes Muskelgewebe oder Mitochondrien werden jedoch bei diesen Patienten nicht häufiger als bei gesunden Kontrollpersonen gefunden. Nachdem bei dieser Anomalie (noch) keine Zeichen zellulärer oder humoraler Autoimmunität gegen Antigene der Haut gefunden sind, wäre es verfrüht, hier von einer Autoimmunkrankheit zu sprechen.

Juveniler Diabetes mellitus

Es ist leicht möglich, daß ein Teil der Diabetes-mellitus-Fälle, und gerade der Teil, den wir momentan als insulin-abhängigen oder juvenilen Diabetes mellitus kennen, zu den idiopathischen Autoimmunkrankheiten gerechnet werden muß.

Bevor wir den juvenilen Diabetes mellitus als eventuell idiopathische Autoimmunkrankheit erörtern, muß gesagt werden, daß durch Behandlung mit tierischem Insulin bei Diabetespatienten fast immer kreuzreagierende Autoantikörper gegen Insulin gebildet werden. Diese Antikörper sind – außer beim insulinresistenten Diabetes – für Komplikationen des Diabetes mellitus nicht verantwortlich.

Schon in der Zeit, in der Insulin als Medikament noch nicht bekannt war, gab es Beschreibungen lymphozellulärer Infiltrate rund um und innerhalb der Langerhans-Inseln. Eine solche *Insulitis* kommt ziemlich selten vor, wenn diese anhand der Häufigkeit des Diabetes mellitus als ganzes betrachtet wird. Faßt man jedoch allein die Patienten mit einem seit kurzem bestehenden juvenilen Diabetes mellitus ins Auge, dann wird die Entdeckung einer lymphozellulären Insulitis eher die Regel.

Auffallend ist, daß diese Insulitis, die mit der Abnahme von β-Zellen verknüpft ist, meistens nur in einem kleinen Teil der Langerhans-Inseln gefunden wird.

Merkwürdig ist, daß sowohl die Insulitis als eine Form zellulärer Autoreaktivität betrachtet wird, eine humorale Autoimmunität, z.B. in der Form von Antikörpern gegen die β-Zellen der Langerhans-Inseln, so schwierig nachweisbar ist. Nur einer Forschergruppe gelang es bei manchen, nicht mit Insulin behandelten Diabetikern mit der Immunfluoreszenztechnik Antikörper gegen Langerhans-Inseln nachzuweisen.

Das wichtigste Argument für die Vermutung, daß wenigstens ein Teil der Diabetes-mellitus-Patienten eine Autoimmuninsulitis hat, bildet die Beziehung zur Autoimmunthyreoiditis, -adrenalitis und -gastritis. Diese Verwandtschaft äußert sich klinisch, indem diese Krankheiten, öfters als zu erwarten wäre, zusammen vorkommen, und auch sereologisch, indem Autoantikörper gegen Magen- oder Schilddrüsengewebe gefunden werden. Möglicherweise besteht eine positive Korrelation mit Myasthenia gravis.

Primäre Ovarialinsuffizienz

Bei manchen Patientinnen mit einer primären Amenorrhoe oder verfrühten Menopause werden im Serum Antikörper gegen die Theca interna des Ovariums, gegen das Corpus luteum, gegen interstitielle Zellen des Testis und gegen Trophoblastzellen der Plazenta gefunden. Diese Antikörper sind gegen Antigene, die sowohl in diesen steroidhormon-produzierenden Geweben als auch in der Nebennierenrinde vorkommen, gerichtet. Wird die Immunfluoreszenztechnik angewendet, um Antikörper gegen Nebennierenrindengewebe nachzuweisen, reagieren die Seren dieser Patienten alle positiv (S. 75). Man kann annehmen, daß die Autoimmunität für die primäre Ovarialinsuffizienz verantwortlich ist. Diese Defizienz kann sowohl vor als nach der Nebennierenrindeninsuffizienz auftreten.

Die serologische Untersuchung kann hier also als diagnostische Stütze dienen, obwohl das häufig gleichzeitige Auftreten mit idiopathischem Hypoparathyreoidismus, Alopezie, Moniliasis oder Diabetes schon zu der Vermutung führte, daß eine lokalisierte idiopathische Autoimmunkrankheit im Spiel sein kann.

XIX. ANDERE LOKALISIERTE KRANKHEITEN

Myasthenia gravis

Diese durch abnorme Ermüdbarkeit der Muskeln charakterisierte Erkrankung hat, vom wissenschaftlichen Standpunkt aus gesehen, zwei Aspekte, die trotz intensiver Forschungen noch nicht in Übereinstimmung gebracht sind. Einerseits besteht ein deutlicher Defekt in der neuromuskulären Übertragung, andererseits trägt die Erkrankung alle Kennzeichen einer idiopathischen Autoimmunkrankheit.

Im Rahmen dieses Buches wird nur der zweite Aspekt behandelt. Was die unzureichende neuromuskuläre Erregungsleitung betrifft, hier nur die Bemerkung, daß diese wahrscheinlich auf eine mangelhafte Synthese von Azetylcholin zurückzuführen ist. Jedenfalls steht fest, daß die Patienten für Curare viel empfindlicher sind als normale Personen und weniger empfindlich für Dekamethonium, während Cholinesterasehemmer die Krankheitssymptome meistens günstig beeinflussen.

Die Krankheit verläuft progressiv mit Remissionen und Exazerbationen. Doppelt so viel Frauen wie Männer leiden an Myasthenia gravis.

Antikörper gegen Skelettmuskelgewebe

Seit 1960 hat sich die Forschung hauptsächlich auf die immunologischen Aspekte konzentriert. Es zeigte sich, daß bei ungefähr einem Drittel der Patienten Antikörper gegen Skelettmuskelgewebe nachweisbar waren. Mit der Immunfluoreszenztechnik wurden diese Antikörper am besten sichtbar (Abb. 22), obwohl der Agarpräzipitationstest und die passive Hämagglutinationsreaktion auch brauchbar zu sein schienen. Die Frage ist aber, ob stets dieselben Antikörper nachgewiesen wurden. Übrigens ist noch nicht klar, was das Antigen im Skelettmuskelgewebe ist. Durch die indirekte Immunfluoreszenztechnik wird mit dem Serum von Patienten, die Antikörper aufweisen, eine deutliche quergestreifte Fluoreszenz wahrnehmbar. Es war jedoch sehr schwierig festzustellen, welche Streifen, angegeben mit den Buchstaben Z, I, A und H, oder welche Teile dieser Streifen, das Antigen enthalten. Jedenfalls sind die in der Literatur angegebenen Meinungen noch geteilt.

Antikörper gegen Skelettmuskelgewebe reagieren auch mit Herzmuskelgewebe

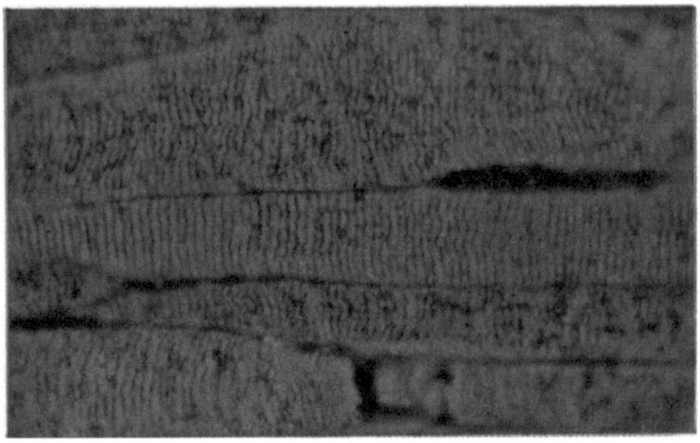
a.

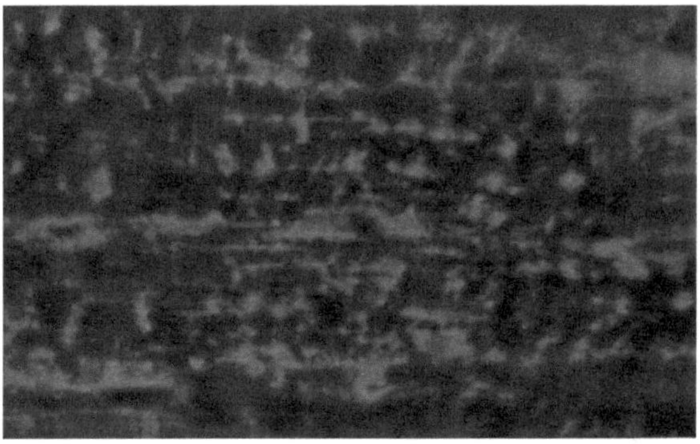
b.

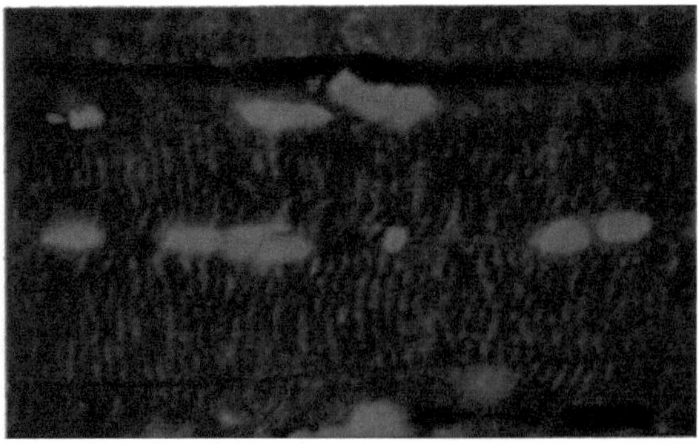
c.

d. 

Abb. 22. Antikörper gegen Skelettmuskelgewebe. Indirekte Immunfluoreszenztechnik mit Rattendiaphragma als Antigen. Dieselben Bedingungen wie in Abb. 11. Vergrößerung 250fach.

a. Antikörper gegen Skelettmuskelgewebe vom Typ Myasthenia gravis
b. Antikörper gegen Mitochondrien, die unter anderem im Serum von Patienten mit primär biliärer Zirrhose vorkommen.
c. Antikörper gegen Kerne (ANF)
d. Keine Antikörper gegen Skelettmuskelgewebe (Normalserum)

(Abb. 11c), obwohl dies nicht für alle Seren gelten wird. Auf den ersten Blick die Reaktion mit gewissen Zellen im Thymus (Abb. 23) viel merkwürdiger. Wir sprechen hier von den sogenannten *myoiden Zellen*, die im Thymus von Mensch und Tier vorkommen. Es sind wirklich skelettmuskelartige Zellen. Sie liegen einzeln auf der Grenze von Rinde und Mark sowie im Mark des Thymus. Die Zellen haben manchmal lange Ausläufer und zeigen ein gestreiftes, mit dem der Skelettmuskelzellen vergleichbares Muster. Die Funktion dieser Zellen ist noch nicht klar.

Thymom

Wie schon gesagt, werden Antikörper gegen Skelettmuskelgewebe, die sicherlich nicht gegen die Endplättchen gerichtet sind, nur bei einem Drittel der Myasthenia-Patienten beobachtet. Obwohl manche Autoren behaupten, daß die Antikörper hauptsächlich im ersten Jahr der Erkrankung und am häufigsten bei ernsten Fällen gesehen werden, können diese Antikörper doch nicht als direkter kausaler Faktor betrachtet werden. Auch besteht nur selten eine Korrelation zwischen dem Antikörpertiter und der Schwere der Krankheit. Man darf annehmen, daß fast alle Patienten mit einem Thymom und Myasthenie (das sind gut 10 % der Myasthenie-Patienten) die genannten Antikörper aufweisen. Bei Patienten mit einem Thymom, aber ohne Myasthenie, ist die Häufigkeit des Auftretens dieser Antikörper viel geringer (± 25 %).

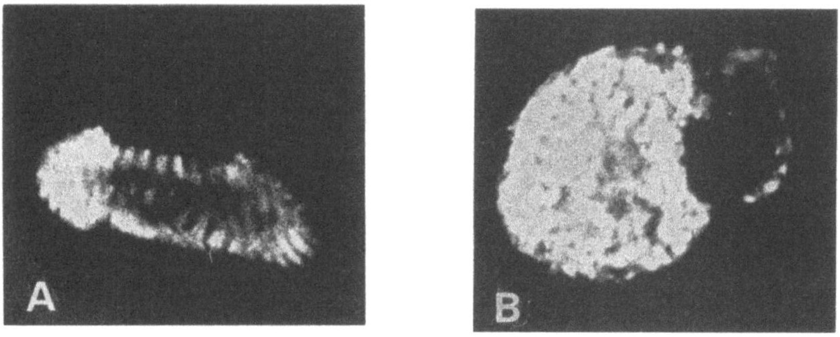

Abb. 23. Antikörper gegen myoide Zellen. Indirekte Immunfluoreszenztechnik mit Kälberthymus als Antigen. Vergrößerung 900fach.
A. Tangential angeschnittener Ausläufer einer myoiden Zelle.
B. Zelle mit Kern ohne Ausläufer.
(Nach H.J.G.H. Oosterhuis, H. van der Geld und T.E.W. Feltkamp, J. Neurol. Sci. *4*, 417, [1967]).

Bei Myasthenia gravis besteht außer der humoralen Reaktivität möglicherweise auch eine zelluläre Reaktivität gegen Muskelgewebe. Ungefähr die Hälfte der Patienten zeigt in der Muskelbiopsie ein interstitielles lymphozelluläres Infiltrat. Dieses Infiltrat wird meistens als *Lymphorrhagie* bezeichnet. Dieses Infiltrat wird ebenso wie die Antikörper gegen Muskelgewebe, häufiger bei Myasthenia-Patienten mit, als bei Patienten ohne Thymom gefunden. Hier ist also sowohl die humorale als auch die zelluläre Reaktivität stark an die Anwesenheit eines Thymoms gebunden.

Der Einfluß, den der Thymus auf die Krankheit ausübt, zeigt sich im Erfolg der Thymektomie und Thymomektomie. Ist letztere Operation wegen der Möglichkeit bösartiger Degeneration und dem Durchdringen des Perikards schnell indiziert, hat auch die Thymektomie bei der Thymushyperplasie eine bessere Prognose. Leider wird im Einzelfall auch oft eine Verschlechterung konstatiert; bei Myasthenie-Patienten ist das Operationsrisiko ohnehin groß.

Man weiß, daß manche Patienten mit Myasthenia gravis und Thymom zugleich an *aplastischer Anämie* leiden. Ob die aplastische Anämie auf einer Autoimmunkrankheit beruht, ist bisher nicht klar.

Neben Antikörpern gegen Skelettmuskelgewebe, die übrigens bei erhöhtem Titer für Myasthenia gravis und/oder Thymome spezifisch sind, werden bei ± 20 % solcher Patienten auch Antikörper gegen Schilddrüsenantigene, Parietalzellen der Magenschleimhaut und gegen Kerne gefunden. Es treten also sowohl organspezifische als auch nicht organspezifische Autoantikörper auf.

Außer der gewöhnlichen Form von Myasthenia gravis haben Babys von Müttern, die an dieser Krankheit leiden, manchmal eine passagere Myasthenie. Diese *neonatale Myasthenie* hat keinen Zusammenhang mit IgG-Antikörpern gegen Skelettmuskelgewebe, was ein weiteres Argument für die Auffassung ist, daß diese Antikörper nicht Ursache der abnormen Muskelermüdung bilden. Daß die immunologischen Anomalien die Krankheit doch beeinflussen, könnte aus den mitunter guten Resultaten der Behandlung mit dem adrenokortikotropen Hormon (ACTH) abgeleitet werden.

Vor kurzem wurde angenommen, daß eine lymphozelluläre Entzündung des Thymus bei Myasthenia gravis im Mittelpunkt stehen könnte. Eine solche *Thymitis* sollte erhöhte Produktion eines Hormons mit negativem Einfluß auf die neuromuskuläre Reizleitung veranlassen. Inwiefern dies tatsächlich zutrifft, kann noch nicht festgestellt werden. Die Tatsache jedoch, daß 65 % der Myasthenie-Patienten einen hyperplastischen Thymus haben, während 10% an einem Thymom leiden, unterstützt diese auf Tierexperimenten basierende These, daß ein vergrößerter Thymus für die neuromuskuläre Reizübertragung schädlich wäre. Ob in allen Fällen von einer Autoimmunthymitis die Rede sein kann, bleibt fraglich.

Für die medikamentöse Therapie war bisher die Auffassung, daß Myasthenia gravis eine Autoimmunkrankheit wäre, fast ohne Konsequenzen. Die Mehrzahl der Fälle wird mit Cholinesterase-Inhibitoren, wie Neostigmin oder Pyridostigmin behandelt. In ernsten Fällen kann eine Behandlung mit Azathioprin, Cyclophosphamid oder Antilymphozytenserum erwogen werden.

Autoimmunhepatitis

Die Autoimmunhepatitis umfaßt zwei Krankheitsbilder, die man nicht immer trennen kann. Diese Krankheitsbilder sind die aktive chronische Hepatitis und die primär biliäre Zirrhose.

Die aktive chronische Hepatitis kommt öfter bei Frauen als bei Männern vor. Es besteht eine Hepatosplenomegalie. Die Leberfunktionsstörungen äußern sich durch erhöhte Transaminasen und alkalische Phosphatase und positive Präzipitationsreaktionen. Sehr charakteristisch ist eine Hypergammaglobulinämie. Die Krankheit verläuft mit Remissionen und Exazerbationen. Der Anfang ist öfters nicht von einer Virushepatitis zu unterscheiden. Spidernaevi, Ikterus und sekundäre endokrine Störungen in der Form von Amenorrhoe und Infertilität können auftreten. Die Erkrankung kann in eine Zirrhose übergehen, die dann als *postnekrotische Zirrhose* bezeichnet wird. Durch die vielen Synonyme, unter denen die aktive chronische Hepatitis bekannt ist, wird die klinische Beschreibung schwierig. Einige dieser Synonyme sind: juvenile Hepatitis, aktive chronische Virushepatitis, Plasmazellhepatitis, hyperglobulinämische Hepatitis, lupoide Hepatitis und Autoimmunhepatitis.

Die primäre biliäre Zirrhose ist auch als xanthomatöse Biliärzirrhose oder chronische, nicht-suppurative, destruktive Cholangitis bekannt. Eine Cholangiolitis geht bei dieser Erkrankung der Zirrhose voraus. Die Krankheit wird hauptsächlich bei Frauen beobachtet. In einzelnen Fällen ist der Zusammenhang mit einer Virushepatitis deutlich. Pruritus ist zumeist das erste Symptom, Gelbsucht kommt oft später hinzu, Hepatomegalie, Hyperpigmentation und Xanthomata sind häufig. Ein inkompletter Aufstau des Gallensekretstromes mit den entsprechenden klinischen Symptomen und einer erhöhten alkalischen Phosphatase tritt auf. Oft sind die anderen Leberfunktionsproben anfänglich normal.

Wie schon gesagt, ist es nicht immer leicht, die Krankheitsbilder zu unterscheiden. Dies wird nach histopathologischem Studium deutlich. Die aktive chronische Hepatitis wird durch eine starke lympho-plasmazelluläre Infiltration der Leber charakterisiert. Diese Infiltration ist im portalen Gebiet am stärksten, erstreckt sich jedoch bis in das Leberparenchym. Die Zahl der Gallengänge im portalen Gebiet nimmt zu. Manche Leberzellen zeigen Nekrose, andere proliferieren (piece-meal necrose). Durch zunehmende Fibrose des portalen Gebietes entsteht eine inter- sowie intralobuläre Sklerose. Der Endzustand ist eine noduläre oder postnekrotische Zirrhose.

Die primär biliäre Zirrhose beginnt als lympho-plasmazelluläre Cholangiolitis. Da die Gallengänge im portalen Gebiet liegen, ist der Unterschied zur aktiven chronischen Hepatitis nicht groß. Die Fibrosierung des portalen Gebietes, anfänglich gering, nimmt zu. Die Infiltration setzt sich oft außerhalb des portalen Gebietes fort. Es resultieren Gallengangswucherungen. Die größeren Gallengänge sind mit Lymphozyten stark infiltriert. Im infiltrierten Gebiet wird eine Leberzelldegeneration sichtbar.

Neben diesen schwer voneinander zu unterscheidenden Formen von wahrscheinlich zellulärer Reaktivität, gibt es noch Zeichen humoraler Reaktivität. Schon lange war bekannt, daß nicht nur bei Kollagenkrankheiten, sondern auch bei manchen Lebererkrankungen nicht-organspezifische komplementbindende Autoantikörper gegen Gewebebestandteile gefunden werden. Später zeigte sich, daß auch sehr oft Antikörper gegen Kerne, entweder mit der Immunfluoreszenztechnik als antinukleäre Faktoren oder mit dem LE-Zelltest (S. 93) als LE-Faktoren, bei chronischer Hepatitis vorhanden sind. Dies führte zum Ausdruck *lupoide Hepatitis.* Dieser Reihe wurden noch drei Autoantikörper hinzugefügt, die alle mit der Immunofluoreszenztechnik nachweisbar sind. So wurden Antikörper gegen das Zytoplasma der Epithelzellen der Gallengänge bei Patienten mit Leberkrankheiten gefunden. Ihre Häufigkeit war bei primär biliärer Zirrhose, Virushepatitis und postnekrotischer Zirrhose am höchsten. Da jedoch die Häufigkeit bei extrahepatischem Verschluß ungefähr 30 % betrug und auch bei verschiedenen anderen Leberkrankheiten diese Antikörper beobachtet wurden, sind sie für die klinische Diagnostik nicht von entscheidender Bedeutung.

Antikörper gegen glattes Muskelgewebe und Mitochondrien

Von viel größerer Bedeutung sind die Antikörper gegen glattes Muskelgewebe. Diese Antikörper werden hauptsächlich bei Patienten mit einer aktiven chronischen Hepatitis und auch bei etwa der Hälfte der Patienten mit primär biliärer Zirrhose gefunden. Auffallend ist zudem, daß diese Antikörper auch bei ungeklärter oder kryptogener Zirrhose, rheumatoide Arthritis und – obwohl nur in sehr niedrigem Titer – bei einer bestimmten Form von Asthma bronchiale beobachtet werden.

Schließlich wurde das serologische Arsenal mit der Möglichkeit, Antikörper gegen Mitochondrien nachzuweisen, bereichert. Diese Antikörper werden bei nahezu allen Fällen von primär biliärer Zirrhose gefunden. Dabei fällt auf, daß sie fast nie bei der sekundären Cholestase sichtbar sind. Bei einem Drittel der Fälle von aktiver chronischer Hepatitis und bei Lupus erythematodes disseminatus und rheumatoider Arthritis sind sie jedoch nachweisbar.

Die Häufigkeit, in der genannte Antikörper vorkommen, ist, prozentual ausgedrückt, in Tabelle II zusammengefaßt.

Tabelle II

	Antigen gegen			
	Gallengang	Glattes Muskelgewebe	Mitochondrien	Kerne
Aktive chronische Hepatitis	?	70	30	60
Postnekrotische Zirrhose	50	25	30	20
Primäre biliäre Zirrhose	75	50	90	30
Virushepatitis	70	8	5	0
Extrahepatische Gallenstauung	30	0	5	0
Gesunde Kontrollpersonen	10	3	2	0

Für die Bestimmung von Antikörpern gegen glattes Muskelgewebe wird bei der indirekten Immunfluoreszenztechnik (Abb. 20c) Rattenmagen als Substrat eingesetzt. Die Antikörper gegen glattes Muskelgewebe führen zu Fluoreszenz sowohl der Muscularis mucosae als auch der Arterienwände. Antikörper gegen Mitochondrien zeigen eine starke grobkörnige Fluoreszenz der Parietalzellen

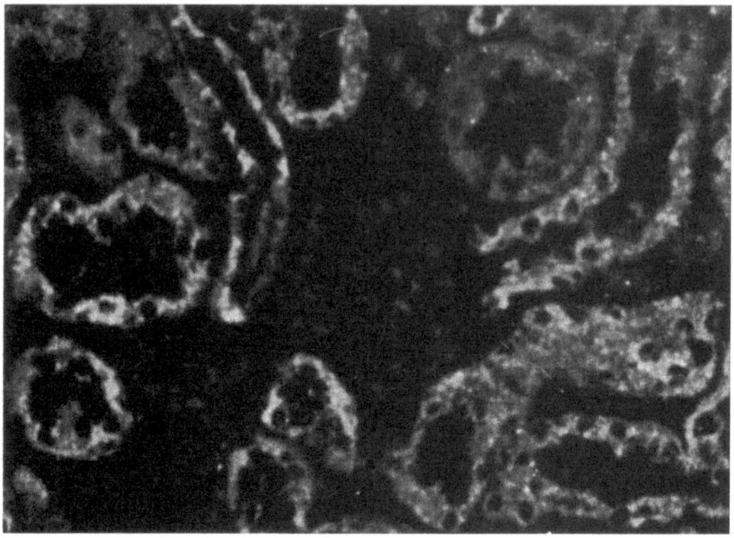

a.

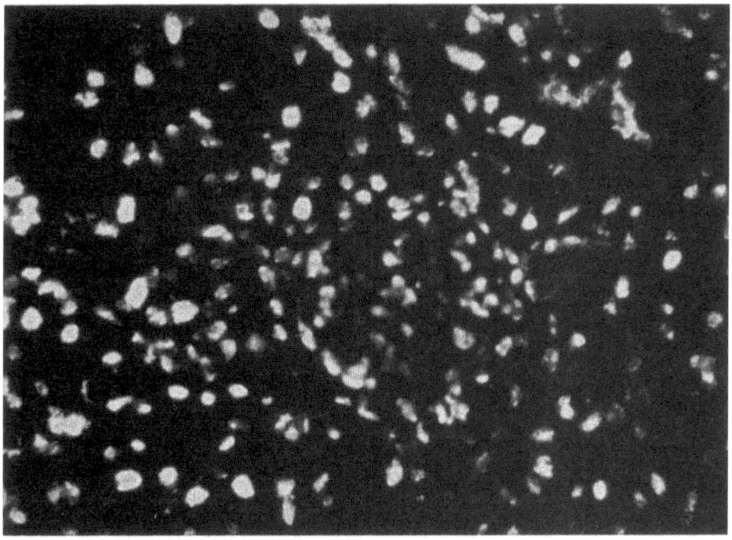

b.

Abb. 24. Antikörper gegen Mitochondrien. Indirekte Immunfluoreszenztechnik mit Rattennierengewebe als Antigen. Dieselben Bedingungen wie Abb. 11. Patientenseren 1 : 20 verdünnt. Vergrößerung 230fach.

a. Antikörper gegen Mitochondrien in den Epithelzellen der Tubuli

b. Antikörper gegen Kerne (ANF).

des Magens (Abb. 20b). Um Verwirrung mit den organspezifischen Antikörpern gegen parietale Zellen zu vermeiden, wird für die Bestimmung von Antikörpern gegen Mitochondrien Nierengewebe als Substrat eingesetzt (Abb. 24). Fluoreszenz des Epithels der distalen Tubuli deutet auf die Anwesenheit von antimitochondrialen Antikörpern.

Das Antigen für die Antikörper gegen glattes Muskelgewebe ist bis jetzt nicht genau bekannt. Von den Antikörpern gegen Mitochondrien kann gesagt werden, daß sie gegen die Innenmembran dieser Zellorganellen gerichtet sind. Es sind also vor allem die Zellen, die viele Mitochondrien mit ausgedehnten Cristae haben, die ein gutes Antigen abgeben. Diese Zellen werden gerade nicht in der Leber gefunden. Darum ist es auch bisher nicht klar, wie ein Zusammenhang zwischen Antikörpern gegen Mitochondrien und glattem Muskelgewebe einerseits und den Autoimmunphänomenen andererseits hergestellt werden kann. Wir wollen noch darauf hinweisen, daß die Antikörper gegen Mitochondrien die gleichzeitige Anwesenheit von organspezifischen Antikörpern gegen Parietalzellen (Abb. 20b), Schilddrüsenzytoplasma (Abb. 18c), Skelettmuskel (Abb. 22b), Herzmuskel (Abb. 11d) und Speichelgangepithel (Abb. 27b) vollkommen maskieren können, da gerade diese Zellen reich an Mitochondrien mit vielen Cristae sind. Will man darüber Aufschluß haben, muß das Serum erst mit Mitochondrien absorbiert werden.

Sowohl die Histopathologie der Leber als auch die serologischen Befunde haben uns gezeigt, daß die aktive chronische Hepatitis und die Biliärzirrhose nebeneinander stehen. Zu dieser Gruppe gehört wahrscheinlich noch die *kryptogene Zirrhose* als Endresultat der Krankheiten, die nicht ausdrücklich als aktive chronische Hepatitis oder primär biliäre Zirrhose klassifiziert werden können, doch sicherlich autoimmunologische Aspekte aufweisen.

Diese Erkrankungen zeigen alle sowohl klinisch als serologisch einen deutlichen Zusammenhang mit generalisierten Autoimmunkrankheiten; die Verwandtschaft mit Autoimmunthyreoiditis und hämolytischer Anämie ist nicht so ausgeprägt. Auffallend ist, daß bei der aktiven chronischen Hepatitis der LE-Zelltest (S. 93), manchmal positiv ist, während mit der Immunfluoreszenztechnik keine antinukleären Antikörper nachweisbar sind.

Was die Ätiologie betrifft, tastet man noch im dunkeln. Oft wurde eine Verbindung zur Virushepatitis diskutiert. Die heutige Möglichkeit, ein an der Virushepatitis beteiligtes Antigen und/oder dagegen gerichtete Antikörper nachzuweisen, wird ohne Zweifel die Frage in einem neuen Licht erscheinen lassen. Schon jetzt fällt auf, daß bei einem Teil der Hepatitis-Patienten, bei denen das Australia- oder Serumhepatitisantigen oder Antikörper dagegen gefunden werden, nach einer gewissen Zeit Antikörper gegen plattes Muskelgewebe nachweisbar sind. Inwiefern man die Autoimmunhepatitis als eine Reaktion auf in geringem Maße durch virale Infektion veränderte Leberantigene betrachten kann, ist noch eine offene Frage. Daß im allgemeinen Zerstörung von Lebergewebe Antikörper gegen Mitochondrien hervorruft, ist mit Tierexperimenten bewiesen. Nach wiederholter Halothannarkose oder Chlorpromazinbehandlung wurden solche Antikörper auch beim Menschen wahrgenommen. Diese Antikörper sind von vorübergehender Art.

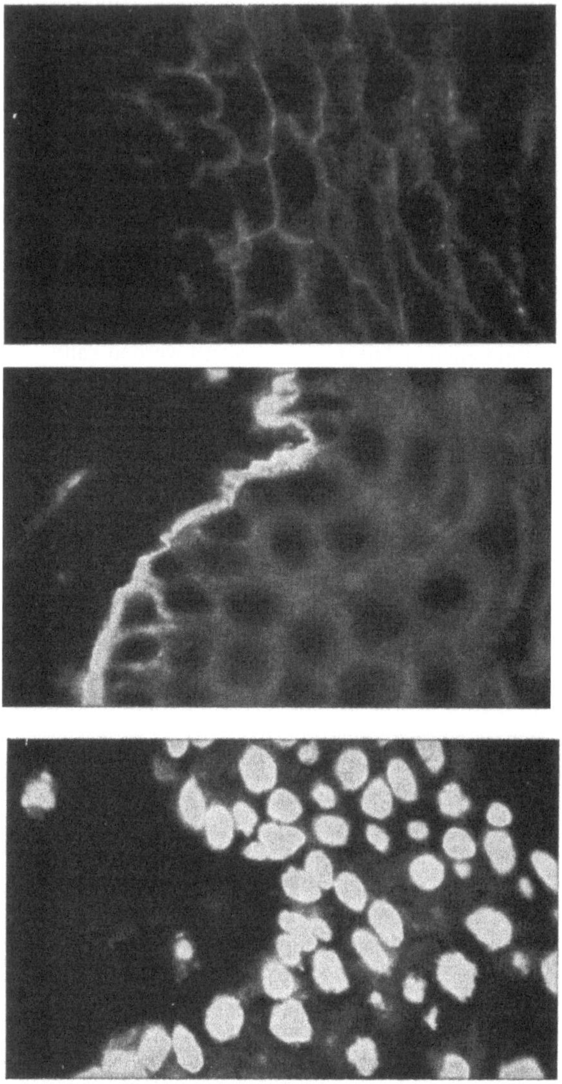

a.

b.

c.

Abb. 25. Antikörper gegen Hautgewebe. Indirekte Immunfluoreszenztechnik mit Meerschweinchenlippe als Antigen. Dieselben Bedingungen wie Abb. 11. Patientenseren 1 : 10 verdünnt. Vergrößerung 220fach.

a. Antikörper gegen eine interzelluläre Substanz im Stratum spinosum. Dieser Antikörpertyp wird bei Patienten mit Pemphigus gefunden.

b. Antikörper gegen die Basalmembran. Dieser Antikörpertyp wird bei Patienten mit Parapemphigus angetroffen.

c. Antikörper gegen Kerne (ANF).

In den frühen Stadien der aktiven chronischen Hepatitis kann von der Prednisontherapie sicherlich ein günstiger Effekt erwartet werden. Auch von Behandlungen mit Immunsuppressiva, wie 6-Mercaptopurin und Azathioprin sind gute Resultate beschrieben.

Pemphigus

Pemphigus ist eine bullöse Dermatose, die durch intraepidermale Blasen mit Akantholyse gekennzeichnet ist. Unter Pemphigus wird in dieser Erörterung sowohl der Pemphigus vulgaris, -foliaceus, -erythematosus als der Pemphigus vegetans verstanden.

Seit einigen Jahren ist bekannt, daß bei dieser Krankheit mit der Immunofluoreszenztechnik Autoantikörper nachgewiesen werden können. Diese nicht speziesspezifischen *Autoantikörper*, die bei 80 % der Patienten vorkommen, sind gegen eine *intrazelluläre Substanz* im Stratum spinosum der Epidermis oder gegen die mit mehrschichtigem Epithel überzogenen Schleimhäute gerichtet (Abb. 25a). In der Praxis können sie wahrscheinlich am besten mit der Lippenschleimhaut von Meerschweinchen oder mit der Ösophagusschleimhaut vom Affen als Substrat nachgewiesen werden, da man damit die schönsten Bilder gewinnt. Für eine nicht zu lange Dauer kann das Gewebe $-70^{\circ}C$ aufbewahrt werden. Bisher sind die Antikörper bei Patienten mit anderen Erkrankungen oder bei normalen Personen nicht nachgewiesen.

Bioptische Untersuchungen bei Patienten mit Pemphigus zeigen, daß neben den im Serum nachweisbaren Antikörpern auch in vivo Immunglobuline und Komplement im intrazellulären Gebiet anwesend sind.

Wenn die Antikörper (auch) für die Akantholyse verantwortlich sind, dann unterscheidet sich diese Krankheit in zwei wichtigen Punkten von allen anderen Autoimmunkrankheiten mit Gewebeschädigungen. Erstens gibt es gar kein Zeichen einer lymphozellulären Reaktion. Die einzigen Leukozyten, die man an der Stelle der primären Läsion regelmäßig sieht, sind eosinophile Granulozyten. Zweitens besteht eine Abhängigkeit zwischen der Schwere der Läsionen und dem Titer der intrazellulären Antikörpern. Aller Wahrscheinlichkeit nach sind also die Antikörper direkt oder indirekt an der Entstehung der Läsionen beteiligt. Ein ähnlicher Zusammenhang ist bisher nur bei den Autoimmunkrankkeiten der Blutzellen und beim Goodpasture-Syndrom nachgewiesen.

Wahrscheinlich kommt Pemphigus mit Myasthenia gravis öfter vor, als zufällig zu erwarten wäre. Es scheint auch möglich, daß es einen Zusammenhang zwischen Pemphigus erythematosus und Lupus erythematosus gibt.

Der Wert der Antikörperbestimmung liegt hauptsächlich auf dem Gebiete der Diagnostik. Die therapeutischen Konsequenzen kann man noch nicht überblicken.

Parapemphigus

Parapemphigus oder Pemphigoid wird durch subepidermale Blasen charakterisiert. Auch bei dieser Erkrankung sind jetzt mit der indirekten Immunofluoreszenztechnik Autoantikörper nachgewiesen. Diese *Antikörper*, die unter verschiedenen Arten von Epithel liegen und die *gegen die Basalmembran* gerichtet sind (Abb. 25b), werden bei gut 50 % der Patienten mit bullösem Parapemphigus, jedoch nicht bei Patienten mit anderen Krankheiten oder bei gesunden Personen gefunden. LE-Patienten, bei denen in vivo Immunglobuline in das Gebiet der Basalmembran und in den übrigen Teilen der Haut deponiert werden (S. 90 und 94), weisen die soeben beschriebenen Antikörper nicht auf. Auch bei Patienten mit Parapemphigus wird in vivo gebundenes IgG und Komplement in der Basalmembran der Haut angetroffen, doch nicht im übrigen Teil der Haut. Diese Erkrankung, ebenso wie Pemphigus, weist kein Zeichen von zellulärer Autoimmunität auf, es besteht jedoch auch hier eine Relation zwischen der Schwere der Krankheit und dem Titer der Antikörper.

Diskoidaler Lupus erythematosus

Obwohl bei jeder Erörterung von Autoimmunkrankheiten der Lupus erythematosus disseminatus mit Recht hervorgehoben wird (S. 92), wollen wir darauf hinweisen, daß zuerst von der Dermatologie aus die Aufmerksamkeit auf diese Krankheit gerichtet wurde. Doch ist die Kenntnis der rein dermatologischen Form, die als diskoidaler Lupus erythematosus bezeichnet wird, noch begrenzt.

Obwohl man viele klinische Krankheitsbilder sieht, die einen Übergang zwischen der dermatologischen und disseminierten Form des Lupus erythematosus bilden, fällt auf, daß ein echter Übergang vom Haut-Lupus erythematosus zum disseminiertem Lupus erythematosus nur bei etwa 1 % der Patienten beobachtet wird. Dies läßt vermuten, daß wir es hier doch mit zwei verschiedenen Krankheitsbildern zu tun haben. Auch die Tatsache, daß das Verhältnis Frauen : Männer bei dem Haut-Lupus erythematosus niedriger (2 : 1) ist als bei dem disseminierten Lupus erythematosus (6 : 1) deutet in diese Richtung. Meistens beginnt der diskoidale Lupus erythematosus zwischen dem 20. und 40. Lebensjahr. Eine familiäre, möglicherweise genetische Prädisposition ist beschrieben.

Die Läsionen beginnen als erythematöse Flecken zumeist auf der unbedeckten Haut. Später werden die Läsionen papulosquamös und gehen über in erhabene rote ödematöse Plaques. Die Plaques sind scharf begrenzt und zentral mit Schuppen bedeckt. Diese zeigen an ihrer Unterseite spitzkegelige Hornzapfen, die in die erweiterten Follikel hineinragen (follikuläre Keratose). Die Ränder zeigen Teleangiektasien. Auch die Schleimhäute sind manchmal betroffen.

Hyperkeratose, degenerative Veränderungen in der basalen Schicht des Epidermis und Hautödem im dermo-epidermalen Gebiet charakterisieren das histologische Bild. Außerdem sieht man ein perivaskuläres lympho-plasmazelluläres Infiltrat. Auffallend ist das Fehlen fibrinoider Degeneration und in den Wänden der Kapillaren die Existenz von Material, das sich mit Perjodsäure-Schiff-Färbung (PAS-Färbung) färbt.

Obwohl keine Antikörper gegen Bestandteile der Haut beobachtet werden, ist, genauso wie bei dem disseminierten Lupus erythematosus eine *Ablagerung von Immunglobulinen und Komplement in der Haut* anwesend. Im Gegensatz zum disseminierten L.e., findet man sie nur an der Stelle der Erkrankung. Das Antigen für diese Antikörper ist bis jetzt noch nicht bekannt.

Auch bei dem diskoidalen L.e. kommen Antikörper gegen Kernbestandteile vor, wenn auch nur in ± 35 %. Der Titer ist niedriger als bei L.e. disseminatus. Manchmal werden bei solchen Patienten auch Antikörper gegen Schilddrüsengewebe und gegen Rheumafaktoren gefunden (S. 97).

Insgesamt ist es also noch nicht sicher, ob in der Pathogenese des diskoidalen L.e. Autoimmunität eine entscheidende Rolle spielt. Möglicherweise sind exogene Faktoren von größerer Bedeutung.

XX. GENERALISIERTE KRANKHEITEN

In den vorhergehenden Kapiteln war bei der Pathogenese der Autoimmunkrankheiten fast ausschließlich die Rede von einem direkten Einfluß der Autoantikörper als Hinweis auf humorale Reaktivität oder von lymphozellulären Infiltraten als Ausdruck zellulärer Reaktivität, wobei zuallermeist die letztgenannte Form der Reaktivität betont wurde. Bei der Besprechung der hier folgenden Erkrankungen wird für die Pathogenese eine bestimmte Art humoraler Reaktivität von großer Bedeutung sein, nämlich das Auftreten von löslichen Autoimmunkomplexen.

Unter *löslichen Autoimmunkomplexen* versteht man Antigen-Antikörper-Verbindungen, die bei einem Antigenüberschuß im aufgelösten Zustand in der Zirkulation vorkommen können (S. 34). Längere Anwesenheit solcher Komplexe im Kreislauf kann eine Blutgefäßschädigung hervorrufen. In der Regel äußert sich die Schädigung zuerst und am heftigsten in der Form von Nierenfunktionsstörungen, weil die Glomerulus-Kapillaren scheinbar für solche Komplexe sehr empfindlich sind. Dann spricht man von einer *Komplexglomerulonephritis* (S. 50), im Gegensatz zur „nephrotoxischen Serumnephritis", die als Folge zirkulierender Antikörper gegen glomeruläre Basalmembranen auftritt. Diese letzte Form von Glomerulonephritis wurde bei der Besprechung des Goodpasture-Syndroms erörtert (S. 55).

Die Komplexglomerulonephritis wird durch die Anwesenheit von Eiweißniederschlägen zwischen den Endothelzellen und der Basalmembran, in der verdickten Basalmembran und auch außerhalb der Basalmembran zwischen den Ausläufern der Epithelzellen des viszeralen Blattes der Bowmanschen Kapsel charakterisiert. Das führt zu einem typischen körnigen Muster (Abb. 14).

Weitere Untersuchung mit der Immunfluoreszenztechnik zeigt, daß der Eiweißniederschlag aus Antikörpern und Komplement besteht. Manchmal kann auch das betreffende Antigen nachgewiesen werden. Typisch ist auch die Anwesenheit von Granulozyten, die wahrscheinlich durch das Komplement angezogen werden, jedoch in einem vorgeschrittenen Stadium nicht mehr imstande sind, die Komplexe durch Phagozytose aufzulösen (Abb. 13).

Es würde zu weit führen, die generalisierten idiopathischen Autoimmunkrankheiten als *„Autoimmunkomplexkrankheiten"* zu bezeichnen, da dies nicht das einzige Kennzeichen dieser Erkrankungen ist. Doch ist eine solche Bezeichnung dem oft gebrauchten Ausdruck *„Kollagenkrankheiten"* vorzuziehen. Diese Bezeichnung ist aus der pathologischen Anatomie durch Klemperer eingeführt worden, um verschiedene Krankheiten unbekannten Ursprungs, die mit fibrinoider Degeneration verbunden waren, zusammenzufassen. Darunter fallen akuter und chronischer Rheumatismus, Lupus erythematosus disseminatus, Dermatomyositis und Sklerodermie. Der akute Rheumatismus paßt jedoch, in Anbetracht des kausalen Zusammenhangs mit β-hämolysierenden Streptokokken der Gruppe A, nicht in die Gruppe der idiopathischen Autoimmunkrankheiten. Der Ausdruck *„generalisierte idiopathische Autoimmunkrankheiten"* scheint die beste Überschrift für die in diesem Kapitel besprochenen Autoimmunkrankheiten. Es ist nützlich, diese Krankheiten gemeinsam zu betrachten, weil sie eine große klinische und serologische Verwandtschaft aufweisen, obwohl sich diese, wenn auch in geringerem Maße auf andere idiopathischen Autoimmunkrankheiten erstreckt, z.B. auf die aktive chronische Hepatitis und die Myasthenia gravis.

Lupus erythematosus disseminatus

Obwohl der L.e. generalisatus als durch Autoimmunkomplexe bedingte Gefäßkrankheit aufgefaßt werden kann, äußert sich dies nicht in allen Organen des Körpers in gleichem Maße. Das klinische Bild ist sehr vielfältig und soll hier nicht im Detail besprochen werden. In den meisten Fällen besteht erhöhte Temperatur. Daneben sieht man oft Hautveränderungen, wie z.B. schmetterlingsartiges Erythem im Gesicht, Erythema palmare oder discoidale Eruptionen. Diese Veränderungen werden oft durch den Einfluß des Sonnenlichtes hervorgerufen oder verschlimmert. Sehr häufig sind Gelenksveränderungen in der Form einer Polyarthralgie und einer Polyarthritis. Oft besteht auch eine Pleuritis oder Perikarditis mit zumeist ernster Prognose. Auch Endo- und Myokarditis kommen vor. Häufig sind die sog. „abgestorbenen Finger", an denen der Patient leidet, manchmal in Form der Raynaudschen Krankheit. Neurologie und psychiatrische Anomalien wie Epilepsie, periphere Neuritis oder Psychosen werden oft wahrgenommen. Außerdem müssen Hepatosplenomegalie, Lymphdrüsenvergrößerung, gastrointestinale Beschwerden und Augenveränderungen genannt werden. Zuletzt müssen wir auf die wichtige Rolle der Glomerulonephritis hinweisen, da diese oft die Prognose bestimmt.

Laboruntersuchungen zeigen Anämie, Leukopenie und/oder Thrombopenie und erhöhten Immunglobulingehalt des Serums bei Komplementverminderung. Häufig tritt eine Proteinurie auf.

So wie bei den anderen idiopathischen Autoimmunkrankheiten kommt auch der Lupus erythematosus disseminatus öfter bei Frauen als bei Männern vor. Das Verhältnis ist ungefähr 6 : 1.

Antinukleärer Faktor (ANF)

Fast alle Patienten mit L.e. disseminatus haben im Serum Antikörper gegen Kernbestandteile. Diese Antikörper werden meistens antinukleäre Faktoren (ANF) genannt. Obwohl man Antikörper besser nicht mit dem Begriff Faktor bezeichnen sollte und deshalb viele Forscher es vorziehen, von antinukleären Antikörpern (ANA) statt von antinukleären Faktoren (ANF) zu sprechen, ist diese Bezeichnung, ebenso wie der Gebrauch der Ausdrücke LE-Faktor und Rheumafaktor, schon so eingebürgert, daß wir nicht davon abweichen möchten.

Antinukleäre Faktoren können auf verschiedene Art und Weise nachgewiesen werden. Meistens wird die Immunfluoreszenztechnik, die auch die empfindlichste ist, eingesetzt. Nachdem die Antikörper meistens gegen Kernbestandteile eines x-beliebigen Kernes gerichtet sind, können verschiedene Gewebe als Substrat dienen (Abb. 11, 18, 20, 21, 22,25). Häufig werden Rattenleberschnitte oder Blutausstriche vom Menschen verwendet. Auch formalinisierte Hühnererythrozytenkerne erwiesen sich als brauchbares Antigen.

Besonders mit Rattenleberschnitten als Substrat zeigte es sich, daß unterschiedliche Kernfluoreszenzmuster existeren. Meistens wird dies erst dann klar, wenn man von dem Serum, das untersucht wird, eine Verdünnungsreihe macht, da die meisten Seren eine Kombination verschiedener Muster aufweisen. Anders ausgedrückt: ein Serum enthält meistens verschiedene Antikörpersorten gegen Kerne. Meistens wird eine *homogene Kernfluoreszenz* wahrgenommen, was auf die Anwesenheit von Antikörpern gegen Nukleoprotein deutet. Weniger oft sieht man eine *Kernrandfluoreszenz,* die wahrscheinlich auf Antikörper gegen DNS weist. Ein *gesprenkeltes* Muster sieht man hauptsächlich mit Seren von Patienten, die an Sklerodermie oder an dem Sjögren-Syndrom leiden. Ein leicht lösliches, doch im übrigen noch nicht definiertes nukleäres Antigen soll dafür verantwortlich sein. Schließlich werden Antikörper wahrgenommen, die nur mit den *Nucleoli* reagieren. Nachdrücklich muß darauf hingewiesen werden, daß die klinische Bedeutung der verschiedenen Fluoreszenzmuster unklar ist.

LE-Zelle

Antikörper gegen Nukleoproteine können auch mit dem weniger empfindlichen, doch für den Lupus erythematosus dessiminatus spezifischen LE-Zelltest nachgewiesen werden. Dabei läßt man das Serum des Patienten auf ein frisches Blutgerinnsel, das man durch ein Gazetuch gerieben hat, einwirken. Durch dieses geringe Trauma wird der Kern einiger Leukozyten für die Antikörper erreichbar, wodurch diese Kerne anschwellen. Nach der Komplementbindung werden diese Kerne durch Leukozyten, die nicht vernichtet wurden, phagozytiert. Das Resultat ist die sogenannte LE-Zelle.

Die Antikörper gegen DNS nehmen unter den antinukleären Faktoren einen besonderen Platz ein, da sie hauptsächlich für die sogenannte Lupus-Nephritis verantwortlich sind. Darum wird angeraten, diese Antikörper separat nachweisen zu lassen.

Andere Autoantikörper

Neben den Antikörpern gegen Kerne werden beim Lupus erythematosus disseminatus häufig auch andere Autoantikörper gefunden. Diese Antikörper sind gegen nicht organspezifische Zellbestandteile, wie z.B. Ribosomen, verändertes IgG (Rheumafaktor) (S. 97), Gerinnungsfaktoren, Kardiolipide (sogenannte falschpositive Wassermann-Reaktion), Erythrozyten (positiver direkter Coombstest) und Epithelzellen der Speichelausführungsgänge gerichtet. Autoantikörper, die zu den lokalisierten idiopathischen Autoimmunkrankheiten gehören, werden bei dieser Krankheit nur in geringem Maße angetroffen.

Obwohl es nicht sicher ist, ob es sich dabei um ein Autoimmunphänomen handelt, muß hier die für die Diagnostik des chronischen discoidalen wie auch für den Lupus erythematosus disseminatus so wichtige Anwesenheit von Immunglobulinen und Komplement in der Haut erwähnt werden. Diese Serumeiweißbestandteile können bei Patienten mit generalisiertem Lupus, die mit Immunsuppressiva (noch) nicht behandelt waren, durch eine Hautbiopsie mit der Immunofluoreszenztechnik nachgewiesen werden.

Zwischen Lupus erythematosus disseminatus und anderen generalisierten idiopathischen Autoimmunkrankheiten besteht ein deutlicher Zusammenhang. Der Unterschied zur rheumatoiden Arthritis und dem damit wieder verbundenen Sjögren-Syndrom ist darum oft sehr schwierig. Auch zwischen Dermatomyositis und Sklerodermie einerseits und systematisiertem Lupus erythematosus andererseits wurden Übergangsformen beschrieben. Auffallend ist außerdem, daß der systematisierte Lupus erythematosus und die Myasthenia gravis vielfach zusammen vorkommen. Zugleich bestehen Beziehungen zur Autoimmunhepatitis, zur autoimmunhämolytischen Anämie und zur idiopathischen Thrombopenie.

Pathogenese

Was die Pathogenese betrifft, ist ein *direkter* Einfluß der antinukleären Antikörper unwahrscheinlich, da sie den Kern lebender Zellen nicht erreichen können. Ein direkter Effekt kann wohl von den Antikörpern gegen Erythrozyten oder Gerinnungsfaktoren erwartet werden.

Die wichtigsten Veränderungen beim Lupus erythematosus disseminatus, die Gefäßläsionen, sind wahrscheinlich Folge von *Immunkomplexen*. Diese Anomalien werden durch Niederschläge von Immunglobulinen, Komplement und Fibrinogen entlang der Basalmembran charakterisiert, genauso wie das bei der chronischen Serumkrankheit beobachtet wird. Die Immunkomplexe bestehen aus DNS und Antikörpern gegen DNS. Warum bei diesen Patienten DNS im Kreislauf vorkommt, ist noch nicht bekannt..

Diese Veränderungen sind in der Niere am deutlichsten. Hier kann es zu ausgedehnten Niederschlägen kommen, die hauptsächlich außerhalb, doch auch auf oder innerhalb der glomerulären Basalmembran liegen. Dies kann zur Verdikkung der Kapillarwand führen („*wire loop*") (Abb. 14). Außerdem können Kapselverklebungen, Zellvermehrung und Nekroseherde auftreten. Zum Schluß kommt eine glomeruläre Fibrose hinzu.

Obwohl auch unter normalen Umständen wahrscheinlich täglich Immunkomplexe in die Niere gelangen, zeigte es sich, daß der Komplex DNS / anti-DNS scheinbar besonders schwierig zu entfernen ist oder in zu großen Mengen angeboten wird.

Deshalb wird angenommen, daß Immunkomplexe alle Blutgefäße auf dieselbe Weise gefährden. In welchem Maße das wirklich so ist, steht noch nicht fest, obwohl die Tatsache, daß Immunglobuline, Komplement und Fibrin in- und außerhalb der Gefäßwände fast global zu finden sind, diese Vermutung zuläßt. In den Arterien der Milz sind diese Veränderungen am stärksten. Die hierbei auftretende periarterielle Fibrose ist als sogenannte *„Zwiebelschalen-Läsion"* bekannt (Abb. 26). Es ist noch nicht klar, ob die Immunkomplex-Bestandteile des für die Kollagenkrankheiten so charakteristischen *Fibrinoids* sind, obwohl es für den Lupus erythematosus disseminatus wahrscheinlich ist, daß DNS, Fibrin, Immunglobuline und Komplement Bestandteile des Fibrinoids sind. Wir wissen noch nicht, in welchem Maße eine eventuell durch Immunkomplexe verursachte erhöhte Gerinnungsneigung dabei von Bedeutung ist.

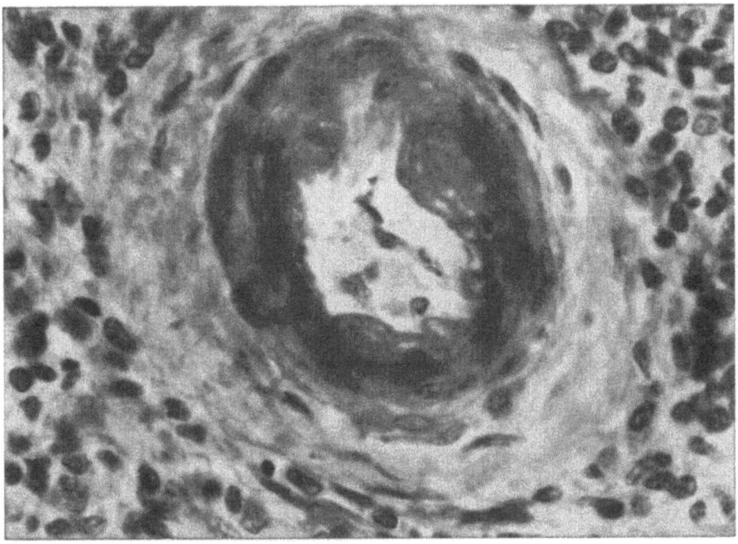

Abb. 26. „Zwiebelschalen"-Arteriitis in der Milz eines Patienten mit Lupus erythematosus disseminatus. Vergrößerung 500fach (Photo zur Verfügung gestellt durch Thea M. Feltkamp-Vroom).

Ätiologie

Die Ursache des Lupus erythematosus disseminatus ist noch nicht bekannt. Wir wissen, daß diese Krankheit wahrscheinlich bei *genetisch prädisponierten Individuen* auftritt. Weiterhin ist daneben das Bestehen eines *exogenen Faktors* möglich. Sicher ist jedenfalls, daß verschiedene Medikamente, von denen besonders Hydralazin, Procainamid und Isoniazid erwähnt werden müssen, sowohl klinische als serologische Symptome dieser Erkrankung hervorrufen können, die nach Absetzen der Therapie meistens verschwinden. Auch vom Sonnenlicht ist ein solcher Effekt bekannt. Möglich ist schließlich, daß der Lupus erythematosus eine *Viruskrankheit* ist. Deshalb sollte man der Untersuchung von paramyxovirusartigen Partikeln mehr Aufmerksamkeit widmen.

Therapie

Man kann den Patienten raten, Sonnenlicht zu meiden. Nachdem sich die Krankheit während einer Schwangerschaft verschlimmern kann, empfiehlt es sich, davor zu warnen. Als Therapeutika kommen neben Salizylat und Malariatherapeutika vor allem Kortikosteroide, wie z.B. *Prednison*, in Betracht. Der Effekt des Prednisons liegt wahrscheinlich hauptsächlich in der Unterdrückung der Entzündungsreaktion und nicht so sehr im Resultat der Immunsuppression. Die benötigte Prednison-Dosis kann manchmal durch eine gleichzeitige Verabreichung von Immunsuppressiva, wie *Cyclophosphamid* oder *Azathioprin* vermindert werden. Antilymphozytenserum-Behandlung scheint manchmal ein günstiges Resultat zu bringen.

Rheumatoide Arthritis

Wenn die rheumatoide Arthritis als Autoimmunkrankheit betrachtet werden kann, ist dies ohne Zweifel die häufigste Autoimmunkrankheit, da 1 % der Bevölkerung daran leidet. Die Erforschung der Autoimmunkrankheiten wird deshalb oft von der Rheumatologie ausgehen. Die Erkrankung kann in jedem Alter vorkommen, doch sind 85 % der Kranken älter als 50 Jahre. Frauen erkranken daran ungefähr dreimal so oft wie Männer.

Eine hypertrophische, villöse Entzündung der *Synovia* mit lympho-plasmazellulären Infiltraten charakterisiert die Erkrankung. In späteren Stadien wird der Knorpel durch Granulationsgewebe (Pannus) ersetzt und auch das periartikuläre Gewebe wird angegriffen. Vor allem bei ernsten und chronischen Fällen sieht man die für die rheumatoide Arthritis pathognomonischen subkutanen Knoten. Diese bestehen aus einem nekrotischen Zentrum, einer Schicht – als Palisaden eingereihter – mesenchymaler Zellen und einer aus Lymphozyten und Granulationsgewebe aufgebauten äußersten Schicht. Manchmal wird zugleich eine Arteriitis festgestellt, die man in ernsten Fällen nicht von der Polyarteriitis nodosa unterscheiden kann. Zuweilen ist die Krankheit systematisiert, wobei auch die Pleura, das Herz, die Milz, die Lungen oder die Augen angegriffen sein können. Auffallend sind die sehr häufig vorkommenden lymphozellulären Infiltrate (Lymphorrhagien) in den Skelettmuskeln.

Die Erkrankung äußert sich klinisch durch die Gelenksentzündung, die oft symmetrisch ist und die kleinen Hand- und Fußgelenke bevorzugt. Morgensteifigkeit dieser Gelenke und Muskelschwäche fallen auf. Oft ist diese Krankheit mit einer leichten Anämie unbekannten Ursprunges verbunden. Die rheumatoide Arthritis verläuft mit Remissionen und Exazerbationen und kann zur ständigen Invalidität führen.

Die Ätiologie der rheumatoiden Arthritis ist nicht bekannt. Obwohl intensiv nach einem eventuell infektiösen Agens geforscht wurde, gibt es bisher keinen sicheren Anhalt für eine bakterielle oder virale Ätiologie. Doch darf die Möglichkeit eines solchen Ursprunges der Krankheit nicht ausgeschlossen werden.

Weitere Forschungen, insbesondere über die Anwesenheit von Viren, sind notwendig.

Der Rheumafaktor

Bei einer großen Zahl von Patienten mit rheumatoider Arthritis können im Serum Antikörper gegen IgG nachgewiesen werden, das hier als Antigen funktioniert. Diese Antikörper, die sehr oft in der IgM-Globulinfraktion des Patientenserums lokalisiert sind, werden als Rheumafaktor bezeichnet. Dieser Rheumafaktor reagiert mit menschlichem IgG, zugleich besteht aber auch eine Kreuzreaktivität mit dem IgG verschiedener Spezies. Obwohl der Rheumafaktor in geringem Maße mit dem unveränderten IgG reagiert, wird die Reaktion erst dann deutlich feststellbar, wenn das IgG, das hier als Antigen funktioniert, in seiner tertiären Struktur *verändert* ist. Eine solche Veränderung kann auftreten, wenn das IgG sich selbst erst als Antikörper mit einem Antigen verbunden hat oder wenn das IgG durch Erhitzen oder Ansäuern aggregiert worden ist. Diese Veränderung, unerläßlich wenn das IgG zu einem guten Antigen für den Rheumafaktor werden soll, kann auch durch unspezifisches Anheften des IgG an Partikel erzielt werden.

Waaler-Rose-Test

Zur Bestimmung des Rheumafaktors wird in der Praxis zumeist eine Methode gebraucht, die zuerst durch Waaler und später durch Rose beschrieben wurde. Hierbei wird bestimmt, ob das Serum, das untersucht wird, imstande ist, Schaferythrozyten, die mit einer gerade nicht zur Agglutination führenden Menge von Kaninchen-anti-Schaferythrozytenserum sensibilisiert sind, zur Agglutination zu bringen. Die Kaninchen-Immunglobuline, die sich spezifisch an die Schaferythrozyten gebunden haben, bilden also das Antigen für den Rheumafaktor. Nachdem auch eventuelle Heteroantikörper Schaferythrozyten agglutinieren können, ist der Gebrauch von menschlichen Erythrozyten der Blutgruppe 0 als Träger der Kaninchen-Immunglobuline vorzuziehen. Zum Nachweis des Rheumafaktors wird neben dem Waaler-Rose-Test auch der *Latex*-Test angewendet. Dabei werden Latex-Polystyren-Partikel mit menschlichem IgG, das aus einer Mischung von Plasma verschiedener Individuen gewonnen wurde, überzogen. Nach Inkubation dieser Partikelchen mit einem Serum, das den Rheumafaktor enthält, tritt Agglutination auf.

Der Latex-Test ist empfindlicher als der Waaler-Rose-Test, gibt jedoch zugleich mehr falsch-positive Ergebnisse. Wie schon gesagt, reagiert der Rheumafaktor auch in geringem Maße mit unverändertem IgG. In vivo kommen also zirkulierende Komplexe zwischen dem Rheumafaktor und dem IgG vor, die jedoch leicht dissoziieren. Das Antigen für den Rheumafaktor ist auf dem Fc-Fragment des IgG lokalisiert. Wahrscheinlich ist die antigene Konfiguration leichter zu erreichen, nachdem das IgG Teil eines Immunkomplexes geworden oder auf eine andere Weise verändert ist. Vorherige Inkubation des Rheumafaktors mit unverändertem IgG kann die Rheumareaktion hemmen. Bestimmung des Rheumafaktors mit durch inkomplette anti-Rhesus (anti-D)-Antikörper sensibilisierten menschlichen Erythrozyten als Indikator zeigte, daß nicht alle normalen Seren jeden Rheumafaktor binden konnten. Diese Wahrnehmungen führten zu dem Schluß, daß der Rheumafaktor Isoantikörper-Eigenschaften besitzt. Der Rheumafaktor ist nämlich imstande, hereditäre Antigene auf dem IgG-Molekül von Menschen zu erkennen. Diese Antigene werden Gm-Gruppen oder Gm-Allotypen genannt. Auch gesunde Menschen können durch Transfusionen oder Schwangerschaften solche Isoantikörper bilden. Obwohl der Rheumafaktor hauptsächlich mit Gm-Antigenen von IgG-Molekülen reagiert, wenn diese Moleküle selbst wieder an ein Antigen gebunden sind, reagiert der Rheumafaktor mit allen IgG-Typen, wenn diese durch Hitze denaturiert sind. Der Rheumafaktor ist also eigentlich eine Ansammlung von Antikörpern, zum Teil gegen Gm-Antigene gerichtet, zum Teil gegen Antigene, die nach Aggregation durch Erhitzung erst freikommen. Es wird angenommen, daß bei Patienten mit rheumatoider Arthritis, als Folge eines lange anhaltenden immunologischen Reizes, Antigen-Antikörper-Komplexe eine immunologische Reaktivität hervorgerufen haben, die in Autoantikörper gegen verändertes IgG besteht. Ein starkes Argument für die autoimmunologische Art des Rheumafaktors ist, daß die anti-Gm-Antikörper manchmal mit Gm-Determinanten, die das Individuum selbst besitzt, reagieren können. Es gibt jedoch auch Beispiele, bei denen der Rheumafaktor mit dem eigenen IgG gerade nicht reagiert.

Die mögliche Bedeutung des Rheumafaktors für die Pathogenese

Mit Hilfe der Immunfluoreszenztechnik konnte nachgewiesen werden, daß der Rheumafaktor vor allem in den Plasmazellen, in Synovia und Noduli, doch auch in den Lymphdrüsen produziert wird. In der Gelenksflüssigkeit sind Komplexe von Rheumafaktormit dem IgG nachweisbar, während der Komplementgehalt in der Synovia meistens niedriger ist als im Serum. Die Komplexe können durch Granulozyten phagozytiert werden. Die Granulozyten, die solche Komplexe phagozytiert haben, werden *RA-Zellen* genannt, als Gegenstück zu den LE-Zellen beim Lupus erythematosus disseminatus. Man kann sich vorstellen, daß die lysosomalen Enzyme, die bei der Vernichtung solcher Granulozyten freiwerden, eine Synovitis verursachen oder unterhalten.

Mit dieser möglichen Pathogenese wird die Ätiologie natürlich noch nicht gelöst, da zudem bedacht werden muß, daß sich diese Krankheit auch bei Patienten entwickeln kann, bei denen niemals ein Rheumafaktor nachgewiesen wurde. Doch ist es wichtig, sich die Tatsache vor Augen zu halten, daß auch bei dieser Erkrankung sowohl Synovitis als Arteriitis Folge von Autoimmunkomplexen sein könnten. Zugleich erscheint es wahrscheinlich, daß die Rheumaknoten eine lokale Vaskulitis als Basis haben. Die Begrenztheit einer eventuellen Rolle des Rheumafaktors für die Pathogenese ergibt sich aus der Tatsache, daß rheumatoide Arthritiden öfter bei Patienten mit einer Agammaglobulinämie vorkommen, bei denen der Rheumafaktor selbstverständlich fehlt und bei denen es nur eine zelluläre Immunität geben kann.

Das Vorkommen des Rheumafaktors

Die Häufigkeit, mit der der Rheumafaktor bei Patienten mit rheumatoider Arthritis vorkommt, wechselt sehr, je nach Art der Bestimmungsmethode, den diagnostischen Kriterien und der Auswahl der Patienten. Im allgemeinen kann man behaupten, daß der Waaler-Rose-Test bei ungefähr 75 % der Patienten die unter klinischer Beobachtung stehen, positiv ausfällt. Bei männlichen Patienten mit Noduli ist das Ergebnis jedoch fast immer positiv. Werden alle Patienten einer gewissen Bevölkerung untersucht, dann fällt der Test nur in 40 % positiv aus. Außer bei der rheumatoiden Arthritis kommt der Rheumafaktor tor häufiger vor beim Sjögren-Syndrom, beim Lupus erythematosus disseminatus, bei der Sklerodermie und bei der Polyarteriitis nodosa. Auffallend ist, daß der Rheumafaktor selten bei den sogenannten Varianten der rheumatoiden Arthritis (Spondylitis ankylopoetica, psoriatische Arthritis und Arthritis bei Colitis ulcerosa) vorkommt. Einen nahezu ausschließlich für humanes IgG spezifischen Rheumafaktor sieht man bei Tuberkulose, Lepra und bakterieller Endokarditis. Im allgemeinen kann behauptet werden, daß der Rheumafaktor vor allem bei Patienten mit einer ernsten rheumatoiden Arthritis vorkommt, obwohl es auch solche Patienten gibt, bei denen der Rheumafaktor niemals nachgewiesen wurde. Die Häufigkeit bei gesunden Personen beträgt weniger als 5 %.

Andere Autoantikörper

Bei ungefähr 40 % der Patienten mit rheumatoider Arthritis kann zugleich ein antinukleärer Faktor nachgewiesen werden. In der Regel ist der Titer dieser Antikörper gegen Kerne niedriger als beim Lupus erythematosus disseminatus. Auch Antikörper gegen Skelettmuskelgewebe kommen bei rheumatoider Arthritis vor, jedoch in niedrigeren Titern.

Zum Schluß können die für die rheumatoide Arthritis spezifischen Antikörper gegen einen zytoplasmatischen Bestandteil aus Wangenschleimhaut-Epithelzellen nicht unerwähnt bleiben. Dieser sogenannte „antiperinukleäre Faktor" wird bei ungefähr 50 % der Patienten gesehen.

Genetische Aspekte

Obwohl eine familiäre Prädisposition für rheumatoide Arthritis oft beschrieben wurde, lassen ausführliche Untersuchungen der letzten Zeit vermuten, daß eine einfache genetische Erklärung nicht gegeben werden kann. Es fällt auf, daß die Häufung von Arthritis in Familien unabhängig vom Vorkommen des Rheumafaktors ist. Vielleicht ist auch ein Milieufaktor für das häufige Auftreten von Rheumafaktoren in einer Familie verantwortlich.

Therapie

Lösung der sozialen Probleme des Patienten und Aktivierung des Geistes und des Körpers bilden in erster Linie die Behandlung. Dies zeigt die Mangelhaftigkeit der medikamentösen Therapie. Das beste Ergebnis kann man von Salizylaten, Phenylbutazon, Gold, Malariatherapeutika und Kortikosteroiden erwarten. In letzterer Zeit wurde auf die Möglichkeit verwiesen, die Kortikosteroidtherapie mit Cyclophosphamid und Azathioprin zu unterstützen.

Das Sjögren-Syndrom

Das Sjögren-Syndrom, oder wie es manchmal genannt wird, die Mikuliczsche Krankheit, wird durch drei Symptome charakterisiert: Keratokonjunktivitis sicca, Xerostomie und rheumatoide Arthritis, obwohl die Anwesenheit von zwei dieser drei Symptome im allgemeinen für das Stellen der Diagnose als ausreichend betrachtet wird.

Die Keratokonjunktivitis sicca und die Xerostomie sind Folgen des Verlustes der normalen Funktion der Tränen- und Speicheldrüsen. Dabei ist es durch ausgedehnte lympho-plasmazelluläre Infiltration zu einer Destruktion des sezernierenden Epithels als auch des Epithels der abführenden Gänge gekommen. Dabei ist das letztgenannte Epithel oft nur noch in epi-myoepithelialen Inseln aufzufinden. Schließlich kann eine Fibrosierung auftreten. Die lobuläre Struktur der Drüsen bleiben zumeist erhalten.

Klinisch äußert sich die *Keratokonjunktivitis sicca* mit unangenehmem Augenbrennen, dem Gefühl, als wäre ein kleiner Partikel in das Auge geraten. Es kommt zu einer schleimigen Sekretion und der Unmöglichkeit, Tränen zu produzieren, auch bei echtem Weinen. Mit dem Schirmertest wird die ungenügende Tränenproduktion nachgewiesen, wobei die Produktion von Feuchtigkeit mit Filtrierpapier gemessen wird. Mit Fluorescein können kleine Läsionen der Kornea sichtbar gemacht werden. Die *Xerostomie* verursacht Schwierigkeiten beim Essen.

Nur durch gleichzeitiges Trinken ist dies möglich. Dasselbe gilt für das Sprechen über längere Zeit. Karies kommt öfter als normal vor. Die Speicheldrüsen sind geschwollen. Mittels Sialometrie kann die ungenügende Speichelsekretion festgestellt werden. Die Sialographie zeigt kleine spitze Erweiterungen der Speichelgänge. Manchmal sind auch andere schleimbildende Drüsen beteiligt. Dies kann zur Trockenheit der Luftwege, der Haut und der Vagina führen.

Die Behandlung der Siccasymptome (trockene Augen und trockener Mund) ist bisher symptomatisch. Methylzellulose-Augentropfen und Glyzerin oder Gelatine enthaltender Kaugummi können vorübergehend Erleichterung geben. Die Behandlung der rheumatoiden Arthritis ist weiter oben beschrieben (S. 99). Die Erkrankung tritt öfter bei Frauen als bei Männern auf und bevorzugt das mittlere und hohe Alter. Der klinische Verlauf kann mit Remissionen und Exazerbationen verknüpft sein. Der Zusammenhang mit den anderen in diesem Kapitel besprochenen Krankheiten ist zum Teil eindeutig: Trockene Augen und trockener Mund sind manchmal Frühsymptome rheumatoider Arthritis oder des systematisierten Lupus erythematosus oder treten als Komplikation auf. Doch kommen die Siccasymptome auch als Einzelsymptome vor.

Antikörper gegen Speicheldrüsengewebe

Bei ungefähr der Hälfte der Patienten mit dem Sjögren-Syndrom wurden mit der Immunfluoreszenztechnik Autoantikörper gegen das Zytoplasma der Epithelzellen der Speichelgänge nachgewiesen (Abb. 27). Neben diesen Antikörpern, die im übrigen auch bei Patienten mit Lupus erythematosus disseminatus, rheumatoide Arthritis oder Myasthenia gravis gefunden werden können, wird bei ungefähr 75 % der Patienten mit Sjögren-Syndrom auch ein antinukleärer Faktor oder ein Rheumafaktor angetroffen. Auch Antikörper gegen glattes Muskelgewebe werden manchmal beobachtet. Die Antikörper gegen Kerne scheinen häufig zum sogenannten „gesprenkelten" oder nukleolären Typ zu gehören (S. 93).

Lippenbiopsie

Obwohl die Antikörper gegen das Speicheldrüsengangepithel eine Stütze für die Diagnose bilden können, sind sie für die Pathogenese von geringer Bedeutung, da die Erkrankung bei Patienten ohne Antikörper nicht von der Krankheit bei Patienten mit diesen Antikörpern unterschieden werden kann. Deshalb ist es wahrscheinlicher, daß die Läsionen durch eine zelluläre Reaktivität verursacht werden, eine Reaktivität, die sich in Infiltraten äußert. Diese werden bei allen Patienten gefunden. Für die Diagnostik ist darum das Studium der Speicheldrüsenbiopsien von größerer Bedeutung als die Resultate der serologischen Untersuchung. Die Innenseite der Unterlippe eignet sich wahrscheinlich am besten dafür.

Es gibt Hinweise, daß sich bei Patienten, die an dem Sjögren-Syndrom leiden, öfter lymphoide maligne Prozesse entwickeln, als bei anderen Personen. Auffallend ist, daß, obwohl die lymphozelluläre Sialoadenitis und Dakryoadenitis, und das Vorkommen organspezifischer Antikörper gegen die Speicheldrüse stark an die früher gegebene Beschreibung der Autoimmunthyreoiditis, -gastritis und -adrenalitis erinnern, doch keine klinische oder serologische Verwandtschaft mit diesen Erkrankungen besteht. Im Gegenteil, es scheint eher gerechtfertigt, das Sjögren-Syndrom den sogenannten „systematisierten idiopathischen Autoimmunkrankheiten" oder „Autoimmunkomplexkrankheiten" zuzuordnen. Es gibt jedoch keine Gründe für die Annahme, daß Immunkomplexe bei der Entstehung der Sialo- oder Dakryoadenitis eine Rolle spielen. Zwar nimmt die Familienforschung eine genetische Prädisposition für die Erkrankung an, doch ist es nicht sicher, ob Milieufaktoren unberücksichtigt gelassen werden dürfen.

Sklerodermie

Diese chronische Krankheit von unbekannter Herkunft, die mit Recht auch systematisierte Sklerose genannt wird, ist durch eine diffuse Sklerose der Haut, des Tractus digestivus, von Herz, Lunge und Niere gekennzeichnet. Die Erkrankung kommt doppelt so oft bei Frauen wie bei Männern vor, meistens in mittlerem oder höherem Alter. Typisch ist das fast immer frühzeitig auftretende Phänomen von Raynaud.

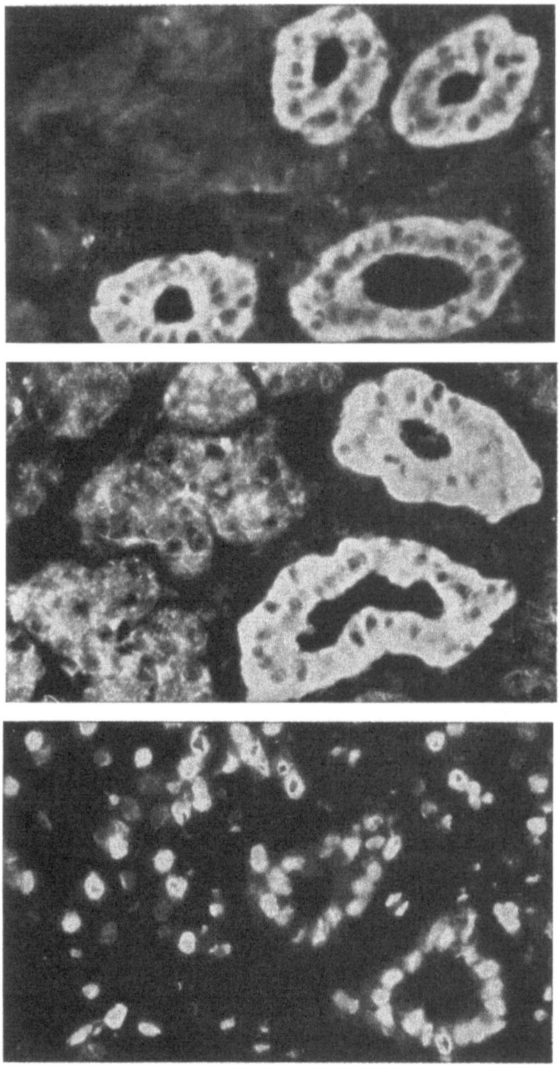

a.

b.

c.

Abb. 27. Antikörper gegen Speicheldrüsengewebe. Indirekte Immunfluoreszenztechnik mit menschlichem Parotisgewebe als Antigen. Bedingungen wie Abb. 11; Patientenserum 1 : 10 verdünnt. Vergrößerung 220fach.

a. Antikörper gegen das Zytoplasma von Epithelzellen der Speichelausführungsgänge.

b. Antikörper gegen Mitochondrien, unter anderem in Seren von Patienten mit primär biliärer Zirrhose vorkommend.

c. Antikörper gegen Kerne (ANF).

Wahrscheinlich ist die Sklerodermie, ebenso wie der Lupus erythematosus disseminatus primär eine *Gefäßerkrankung.* Es ist jedoch fraglich, ob die Gefäßveränderungen auch hier Folge von Immunkomplexen sind, da möglicherweise auch eine neurovegetative Affektion eine Rolle spielt. Das überzeugendste Argument dafür ist die Tatsache, daß nur der Teil des Ösophagus angegriffen ist, der glattes Muskelgewebe enthält. Man kann wohl behaupten, daß eine geringe perivaskuläre Infiltration zu den frühzeitigen Veränderungen gehört. Obwohl die dicke glomeruläre Basalmembran in der Niere in vereinzelten Fällen von den „wire-loop"-Läsionen des Lupus erythematosus disseminatus nicht zu unterscheiden ist, weisen die Intimaverdickungen der interlobulären Arterien, die fibrinoiden Nekrosen der kleineren Blutgefäße und die ischämischen Veränderungen in der Rinde in eine andere Richtung. In den Glomeruli konnten bisher keine Immunglobuline oder DNS, sondern nur Fibrinogen nachgewiesen werden. Dennoch ist es möglich, daß bei weiteren Forschungen Immunkomplexe in der Niere gefunden werden.

Bei ungefähr einem Drittel der Patienten kommen der rheumatoiden Arthritis ähnliche Gelenkveränderungen vor, wenn auch die Granulationsgewebebildung und die Knorpelzerstörung geringer ist. Ein Zusammenhang zwischen Sklerodermie und primär biliärer Zirrhose ist möglich.

Antikörper gegen Kerne werden bei 80 % der Patienten mit Sklerodermie beobachtet. In der Regel werden Antikörper des nukleären oder des gesprenkelten Typs beobachtet (S. 93). Der Komplementspiegel des Serums ist zumeist nicht vermindert. Gut ein Drittel der Seren dieser Patienten enthält *Rheumafaktor.* Obwohl also bei dieser Krankheit Autoantikörper gefunden werden, ist es sehr fraglich, ob die Erkrankung zu den Autoimmunkrankheiten gerechnet werden kann. Durch den Zusammenhang mit der rheumatoiden Arthritis und dem Lupus erythematosus disseminatus ist es jedoch erforderlich, diesen Gedanken stets im Auge zu behalten. Auffallend ist, daß die Behandlung mit Kortikosteroiden nur selten ein günstiges Ergebnis zeigt.

Polyarteriitis nodosa

Diese seltene Krankheit, mit einer sehr schlechten Prognose, wird durch eine herdförmige Degeneration der mittelgroßen und kleinen Arterien charakterisiert. Nachdem ein Ödem in der Tunica media und im perivaskulären Gewebe aufgetreten ist, wird ein granulozytäres Infiltrat, in dem auch Lymphozyten und Makrophagen vorkommen, beobachtet. Darauf folgt eine fibrinoide Degeneration, die zu einem Infarkt oder zu einem Aneurysma führen kann. Weil alle Arterien angegriffen werden können, ist das klinische Bild sehr polymorph. Die allgemeinen Symptome bestehen aus Fieber, Tachykardie, Hypertension und Muskelschmerzen. Die Nierenstörungen, bei denen Rindeninfarkt und glomeruläre Läsionen im Mittelpunkt stehen, bilden zumeist die Todesursache, diese kann jedoch auch durch eine Koronarthrombose oder durch eine zerebrale oder gastrointestinale Blutung gebildet werden.

Wie bei dem Lupus erythematosus disseminatus wurden auch bei der Polyarteriitis nodosa Immunglobuline, Komplement und Fibrinogen in den Gefäßwänden nachgewiesen. Wahrscheinlich bilden die Immunglobuline einen Teil des Immunkomplexes. Das Antigen ist aber nicht bekannt. Es ist sehr unwahrscheinlich, daß die Gefäßwände selbst Teil des Antigens sind, da noch niemals Antikörper dagegen nachgewiesen wurden. Man kann sich jedoch vorstellen, daß diese Antikörper durch einen Antigenüberschuß weggefangen sind. Auch die Kernbestandteile kommen als Antigen kaum in Betracht, da die Häufigkeit von antinukleären Antikörpern bei Polyarteriitis nodosa gering ist. Nur bei 15 % der Fälle ist ein Rheumafaktor nachgewiesen.

Ist das Antigen bis jetzt auch unbekannt, erinnern die Gefäßveränderungen so sehr an die der akuten Immunkomplex-Vaskulitis – so wie man sie bei der Serumkrankheit sieht – daß hier ein ähnlicher Mechanismus angenommen werden kann. Der Unterschied zum Lupus erythematosus disseminatus liegt hauptsächlich in der bei Polyarteriitis vorkommenden und beim generalisierten Lupus erythematosus fehlenden Infiltration mit Granulozyten. Auffallend ist, daß die Polyarteriitis nodosa *öfters bei Männern* als bei Frauen vorkommt. Bei keiner der idiopathischen Autoimmunkrankheiten wird dies beobachtet. Diese Tatsache und der Umstand, daß Autoantikörper nur viel seltener vorkommen, deuten bisher darauf hin, daß die Polyarteriitis nodosa wahrscheinlich keine Autoimmunkrankheit ist. Ein Zusammenhang mit bakteriellen oder viralen Infektionen ist jedoch auch nicht nachgewiesen. Zur Behandlung der Polyarteriitis kommen Kortikosteroide in Betracht. Der Effekt ist in Anbetracht der ungünstigen Prognose gering.

Dermatomyositis

Diese Erkrankung wird hier vor allem aus historischen Gründen zur Sprache gebracht, weil sie früher zu den „Kollagenkrankheiten" gerechnet wurde. Damals schienen die Kollagenkrankheiten – wie früher schon erörtert – größtenteils Autoimmunkrankheiten zu sein. Bei näherer Überlegung gibt es eigentlich kaum Gründe, die Dermatomyositis eine Kollagenkrankheit zu nennen.

Die Dermatomyositis ist eine Krankheit unbekannten Ursprungs, die durch eine unspezifische Entzündung und Degeneration der Skelettmuskeln sowie der Haut charakterisiert wird. Die Krankheit kommt doppelt so oft bei Frauen wie bei Männern vor und tritt hauptsächlich im mittleren Alter auf. Eine familiäre Prädisposition, nicht unbedingt für einen genetischen Zusammenhang beweisend, wird vermutet. Die Muskeln zeigen fokale Nekrosen und lympho-plasmazelluläre Infiltrate. Zugleich wird eine Regeneration von Muskelgewebe und / oder interstitielle Fibrose beobachtet. Die Blutgefäße sind in der Regel normal. Die Hautläsionen sind sehr polymorph. Sie können sowohl denen der Sklerodermie als dem schmetterlingsartigen Exanthem des Lupus erythematosus ähnlich sein. Ein Drittel der Patienten weist das *Raynaudsche Syndrom* in geringer Ausprägung auf. Auf Grund der Serumtransaminasen-Untersuchung (SGOT, SGPT), Elektromyographie und dem Studium der Muskelbiopsien wird die Diagnose gestellt. Die Serumspiegel der Transaminasen sind nämlich, ebenso wie die Spiegel von Aldolase und Kreatin-Phosphokinase, während der aktiven Periode der Krankheit als Folge der Muskelnekrosen erhöht.

Man weiß, daß die Myositis manchmal bei Patienten mit Lupus erythematosus disseminatus, rheumatoide Arthritis, Sklerodermie und dem Sjögren-Syndrom vorkommt. Antikörper gegen Kerne und der Rheumafaktor sind bei Patienten mit Dermatomyositis beschrieben, es ist jedoch fraglich, ob sie häufiger sind als bei gesunden Personen. Antikörper gegen Skelettmuskel werden bei dieser Krankheit nicht gefunden.

Bisher ist es vollkommen unklar, warum Dermatomyositis so oft in Verbindung mit *Tumoren* aller Art auftritt. Bei 15 % der Patienten ist dies der Fall. Es ist möglich, daß Antikörper gegen Tumorantigene bei solchen Patienten vorkommen. Inwiefern diese Antikörper Muskel- und/oder Hautgewebe in ihre Reaktionen einbeziehen können, ist noch die Frage.

Kortikosteroide in hoher Dosierung sind das Mittel der Wahl.

XXI. IDIOPATHISCHE AUTOIMMUNKRANKHEITEN DES BLUTES

Autoimmunhämolytische Anämie

Die autoimmunhämolytischen Anämien unterscheiden sich von den übrigen Autoimmunkrankheiten dadurch, daß bei diesen Anämien die humorale Reaktivität – in Form von Autoantikörpern gegen Erythrozyten – für den beschleunigten Blutabbau verantwortlich ist. Dagegen ist die Bedeutung der humoralen Reaktivität bei den übrigen Autoimmunkrankheiten oft ungewiß. Dieser gesteigerte Blutabbau muß nicht direkte Folge einer Hämolyse sein, die nach Bindung von Komplement an den Komplex Erythrozyt + Antikörper auftritt. Dies ist sogar selten der Fall, da der Erythrozyt selbst, wenn er mit Antikörpern und Komplement beladen ist, noch nicht sofort zerstört wird. Die Erythrozyten werden eher durch Phagozytose beseitigt. Die Phagozytose kann an verschiedenen Stellen im retikuloendothelialen System stattfinden. Der Typ des Antikörpers bestimmt teilweise diese Stelle.

Obwohl für die Diagnose „Autoimmunhämolyse" ein verminderter Hämoglobingehalt nicht unerläßlich ist, bleibt der Nachweis von Autoantikörpern gegen Erythrozyten Bedingung. Je nach Typ und Verhalten dieser Antikörper werden drei Arten autoimmunhämolytischer Anämien unterschieden. Da die idiopathische und die sekundäre autoimmunhämolytische Anämie zu jedem der drei Typen gerechnet werden können, haben wir uns bei der folgenden Besprechung an keine entsprechende Trennung gehalten. Weil es außerdem viele Fälle gibt, bei denen es sich erst später herausstellt, daß die autoimmunhämolytische Anämie möglicherweise als sekundär betrachtet werden könnte, kann die Grenzlinie zwischen idiopathisch und sekundär nicht immer exakt gezogen werden.

Den ersten Typ der autoimmunhämolytischen Anämien bilden die Anämien mit Antikörpern, die am besten bei 37°C reagieren. Man spricht hier von „*Wärmeantikörpern*", die inkomplett sind, d.h. daß sich ihre Anwesenheit in vitro auf dem Erythrozyt erst dann äußert, wenn der sogenannte direkte Antiglobulintest (direkter Coombstest) ausgeführt wird (S. 36). Der Ausdruck „inkomplett" bezieht sich nur auf das Unvermögen der Antikörper, in vitro selbständig eine Agglutination zustande zu bringen. Wenn man für den Antiglobulintest spezielle Antiseren benützt, die gegen IgG, IgM und IgA gerichtet sind, dann kann man beobachten, daß IgG-Antikörper weitaus am häufigsten vorkommen. Die Antikörper sind zumeist gegen ein oder mehrere Antigene des Rhesus-Blutgruppensystems gerichtet.

Neben den hier genannten *„inkompletten Wärmeantikörpern"* hat man bei Patienten auch *„Wärmehämolysine"* nachgewiesen. Obwohl diese Hämolysine in vivo zu erhöhtem Blutabbau führen können, reagieren sie in vitro ausschließlich mit Erythrozyten, die vorher mit proteinolytischen Enzymen behandelt waren. Bei diesen Patienten ist auf den Erythrozyten immer Komplement nachweisbar. Die *„Wärmehämolysine"* gehören hauptsächlich zu der IgM-Klasse. Diese Antikörper können neben „Wärmeagglutininen" bei ein und demselben Patienten vorkommen. Die autoimmunhämolytische Anämie mit Wärmeautoantikörpern kann in jedem Alter bei beiden Geschlechtern auftreten. Der Prozeß verläuft oft mit Remissionen und Exazerbationen. Neben den soeben beschriebenen serologischen Symptomen weist die Krankheit alle Zeichen von gesteigertem Blutabbau auf.

Zur Behandlung kommt in erster Linie Prednison infrage. Bleibt der therapeutische Erfolg aus und wird mit radioaktiv markierten Erythrozyten ein erhöhter Abbau der roten Blutkörperchen in der Milz nachgewiesen, dann muß eine Splenektomie in Erwägung gezogen werden. Nötigenfalls kommen Immunsuppressiva oder Bluttransfusionen in Betracht. Wenn die Antikörper des Patienten komplementbindend sind, werden Zellkonzentrate empfohlen. Zeigen die Autoantikörper Blutgruppenspezifität, ist insbesondere bei Bluttransfusionen darauf zu achten, um nur kompatibles Blut zu übertragen.

Autoimmunhämolytische Anämien mit Wärmeantikörpern werden oft bei bösartigen Erkrankungen des retikuloendothelialen bzw. des lymphatischen Systems gefunden. Auch der Zusammenhang mit anderen idiopathischen Autoimmunkrankheiten, insbesondere mit dem Lupus erythematosus disseminatus ist auffallend.

Zum *zweiten Typ* der hämolytischen Anämien gehören Anämien mit Antikörpern, die am stärksten in Kälte reagieren. Diese Antikörper werden Kälteagglutinine genannt. Sie werden hauptsächlich bei der *chronischen oder idiopathischen Kälteagglutininkrankheit* gesehen.

Diese seltene, weitaus nicht immer mit Anämie verbundene Erkrankung, wird durch das Auftreten von Akrozyanose in der Kälte charakterisiert. Manchmal wird hier vom Raynaudschen Syndrom gesprochen; in der Kälte kann auch Hämoglobinurie auftreten. Die Milz ist sehr oft vergrößert. Die Krankheit wird insbesondere im hohen Alter beobachtet und kann bei beiden Geschlechtern auftreten.

Die genannten Symptome sind Folge einer Agglutination der Erythrozyten bei Temperaturen unter 37°C. Diese Agglutination kann oft unmittelbar während der Venenpunktion wahrgenommen werden. Auffallend ist, daß die Agglutination bei 37°C verschwindet.

Die Agglutination ist Folge von Kälteagglutininen, die fast immer gegen das I- oder i-Antigen gerichtet sind. Beinahe alle Erwachsenen haben das I-Antigen, doch im Nabelschnurblut wird neben dem I-Antigen auch das i-Antigen gefunden. Obwohl die Agglutinine Komplement binden (S. 37), tritt die Lyse der Zellen meistens erst bei niedrigem pH (6.5 - 7.0) auf. Da immer Komplement gebunden wird, wird der direkte Coombstest (S. 36) auch positiv sein, wenn das benützte Antiserum nur Antikörper gegen Komplement enthält. Im Gegensatz zu der autoimmunhämolytischen Anämie mit Wärmeantikörpern findet der Blutabbau bei der Kälteagglutininkrankheit hauptsächlich intravasal statt. Behandlung durch Splenektomie hat keinen Erfolg.

Es hat sich gezeigt, daß die genannten Kälteagglutinine fast immer IgM-Globuline sind. Elektrophoretisch sind diese IgM-Globuline homogen. Mit einer einzigen Ausnahme sind diese IgM-Globuline vom Typ $\kappa\mu\mu\kappa$. Es sind also *monoklonale Antikörper*, so wie sie auch bei der Makroglobulinämie Waldenström vorkommen, obwohl dabei auch oft Patienten mit monoklonalen Antikörpern des Typs $\lambda\mu\mu\lambda$ gefunden werden. Der monoklonale Charakter der genannten Kälteagglutinine unterscheidet sie wesentlich von den Kälteagglutininen, die man mitunter bei atypischen Pneumonien, Mononucleosis infectiosa oder lymphoretikulären malignen Erkrankungen sieht. Bei dieser *sekundären Form der Kälteagglutininkrankheit* sind die Kälteagglutinine nämlich polyklonal, während der Titer der Antikörper in der Regel niedriger ist als bei der idiopathischen Form. Bei einer Infektion mit Mycoplasma pneumoniae tritt das Kälteagglutinationssyndrom oft plötzlich auf und ist nur von kurzer Dauer.

Obgleich wir bei der chronischen Kälteagglutininkrankheit nicht von Patienten mit einer ausgesprochen bösartigen Wucherung von Zellen der Plasmazellenreihe sprechen dürfen, läßt sich oft eine lymphozelluläre Proliferation im Knochenmark nachweisen. Die Vermutung liegt nahe, daß die monoklonalen Kälteagglutinine eher Folge einer Störung des immunologischen Systems als einer Veränderung eines Antigens der Erythrozyten sind. Ganz ausgeschlossen ist die letzte Möglichkeit jedoch nicht, da das immunologische System auf manche exogene Antigene mit sehr umschriebenen antigenen Determinanten auch mit der Produktion von monoklonalen Antikörpern reagieren kann.

Wie schon erwähnt, kommt die Splenektomie als Therapie hier nicht in Betracht. Auch Prednison hat keinen Effekt. Eine Behandlung mit Immunsuppressiva kann jedoch erwogen werden. Die chronische Kältehämagglutininkrankheit ist bisher die einzige Autoimmunkrankheit mit monoklonalen Autoantikörpern. Bei allen anderen Autoimmunkrankheiten erwiesen sich die Autoantikörper polyklonal.

Den dritten Typ autoimmunhämolytischer Anämien bildet die Form, bei der sogenannte *biphasische Hämolysine* des Donath-Landsteiner-Typs wahrgenommen werden. Diese Antikörper binden sich bei niedriger Temperatur (0 - 4°C) an die Zelle, führen jedoch nur zu einer Hämolyse, wenn diese Zellen später in Anwesenheit von Komplement auf 37°C erwärmt werden. Die Antikörper gehören in der Regel zur IgG-Klasse und sind spezifisch gegen das Blutgruppenantigen des P-Systems gerichtet.

Dieser Typ autoimmunhämolytischer Anämie wurde ursprünglich hauptsächlich bei Patienten mit tertiärer oder kongenitaler Lues beobachtet. Je nach Art der Antikörper kann dabei eine *paroxysmale Kältehämoglubinurie* auftreten. Heute steht fest, daß die Krankheit auch allein oder im Anschluß an virale Infektionen vorkommen kann. Als Folge dieser Antigen-Antikörper Reaktion treten außer der paroxysmalen Kältehämoglobinurie auch andere Symptome auf, wie Fieber, Steifheit, Schock, Schmerzen im Abdomen und in den Gelenken. Der Anfall dauert zumeist nur einige Stunden. Nach dem Anfall tritt manchmal Ikterus auf. Die Milz ist vergrößert.

Die Behandlung der im übrigen seltenen paroxysmalen Kältehämoglobinurie besteht im Vermeiden der Kälte. Medikamente, wie z.B. Steroide, helfen wenig.

Idiopathische Thrombopenie

Obwohl bei der idiopathischen Thrombopenie, die mit einer gesteigerten Produktion von Megakaryozyten verbunden ist, Autoantikörper gegen Thrombozyten nicht mit Sicherheit nachgewiesen werden können, gibt es doch einige Gründe, um diese Krankheit in die Reihe idiopathischer Autoimmunkrankheiten aufzunehmen. Die Erkrankung wird auch als *Morbus Werlhof* bezeichnet.

Es zeigt sich, daß normale radioaktiv markierte Thrombozyten sowohl vom Patienten selbst als auch von gesunden Spendern beim Patienten nach intravenöser Gabe beschleunigt abgebaut werden. Auch bei gesunden Personen kann ein beschleunigter Abbau der Thrombozyten herbeigeführt werden, wenn Plasma des Patienten an gesunde Individuen als Infusion verabreicht werden. Man fand, daß der hierfür verantwortliche Plasmafaktor das IgG des Patienten war. Durch vorhergehende In-vitro-Absorption durch menschliche Thrombozyten kann die Aktivität dieses Faktors in vivo aufgehoben werden. Auf ähnliche Weise kann die passagere neonatale Thrombopenie bei Kindern von Müttern mit einer idiopathischen Thrombopenie erklärt werden, da IgG durch die Plazenta dringt.

Die Unmöglichkeit, Antikörper gegen Thrombozyten im Serum solcher Patienten zuverlässig nachzuweisen, beruht größtenteils auf der störenden Anwesenheit von Isoantikörpern gegen Thrombozyten. Die meisten Patienten haben nämlich schon Transfusionen empfangen, wodurch sie Isoantikörper gegen Thrombozyten gebildet haben können. Die geringe Zahl eigener Thrombozyten macht eine Untersuchung der Autoantikörper gegen Thrombozyten oft unmöglich. Klinisch wird die idiopathische Thrombopenie in eine akute und eine chronische Form eingeteilt. Die erste Form tritt hauptsächlich im Anschluß an eine Infektionskrankheit bei Kindern beiderlei Geschlechtes auf und hat eine günstige Prognose. Die zweite Form kommt besonders bei Frauen vor. Diese Form ist es, die aller Wahrscheinlichkeit nach auf einer Autoimmunität beruht und mit Remissionen und Exazerbationen verläuft. Manchmal kommt diese Thrombopenie als Evans-Syndrom zusammen mit autoimmunhämolytischer Anämie vor.

Die Behandlung besteht aus der Verabreichung von Prednison. Manchmal ist eine Splenektomie angezeigt. Möglicherweise beruht der Erfolg dieser Operation zum Teil auf der Entfernung eines antikörperproduzierenden Organes, da der Abbau der Thrombozyten oft ganz oder teilweise in der Leber zu erfolgen scheint. Andererseits führt Splenektomie in jenen Fällen, in denen die Sequestration in der Milz stattfindet, zu kurzen Remissionen der Thrombopenie.

Dr. T.E.W. Feltkamp
Zentrallaboratorium des Blutspendedienstes des Niederländischen Roten Kreuzes, Postfach 9190, Amsterdam

Literaturverzeichnis

ALLGEMEINE ÜBERSICHTEN

Anderson, J.R., W.W. Buchanan und R.B. Goudie, *Autoimmunity, Clinical and experimental,* C.C. Thomas, Springfield, Ill. (1967)

Asherson, G.L., *Autoimmune Disease.* Abstr. Wld. Med. 37, 289, (1965) *Autoimmunity in Mice and Man.* Vox Sang. 16, 299, (1969)

Brendel, W. und U. Hopf (eds.), *Autoimmunerkrankungen, Klinik und Therapie,* Schattauer Verlag, Stuttgart – New York (1969)

Buchanan, W.W. und W.J. Irvine (eds.), *Symposium on Autoimmunity and Genetics.* Clin. exp. Immunol. 2, 705, (1967)

Burnet, F.M., *Auto-immunity and auto-immune disease.* Medical and Technical Publ. Co. Ltd., Lancaster, (1972)

Colloque sur „Les phenomenes auto-immunitaires". Ann. Inst. Pasteur 118, 393, (1970)

Feltkamp, T.E.W., *Idiopathic autoimmune diseases. A study of their serological relationship.* Thesis, Amsterdam (1966)

Gell, P.G.H. und R.R.A. Coombs (eds.) *Clinical aspects of immunology.* 2nd ed., Blackwell Sci. Publ., Oxford (1968)

Glynn, L.E. und E.J. Holborow, *Autoimmunity and disease.* Blackwell Sci. Publ., Oxford (1965)

Holborow, E.J., *An ABC of modern immunology.* Lancet i, 833, 890, 942, 995, 1049, 1098, 1148, 1208 (1967)

Humphrey, J.H. und R.G. White, *Immunology for Students of Medicine.* 3rd ed, Blackwell Sci. Publ., Oxford (1969)

Miescher, P.A. und H.J. Müller-Eberhard (eds.), *Textbook of Immunopathology.* (1969) Grune & Stratton, New York-London

Roitt, I.M., *Essential Immunology.* Blackwell Sci. Publ., Oxford (1971)

Samter, M. (ed.), *Immunological Diseases.* Churchill Ltd., London (1965)

Turk, J.L., *Immunology in clinical medicine.* William Heinemann Med. Books Ltd., London (1969)

Niederländische Gesellschaft für Immunologie, *Einführung in die Immunologie.* Fischer Verlag, Stuttgart (1972)

Weir, D.M. (ed.), *Handbook of experimental immunology.* Blackwell Sci. Publ., Oxford (1967)

Weir, D.M., *Immunology for undergraduates.* E & S Livingstone, Edinburgh-London (1970)

Whipple, H.E. (ed.), *Autoimmunity. Experimental and clinical aspects.* Ann. N.Y. Acad. Sci., 124 (1965)

SPEZIELLE ARTIKEL

Allgemeine Einleitung

Denman, A.M., *Anti-lymphocytic antibody and autoimmune disease: a review.* Clin. exp. Immunol. 5, 217 (1969)
Edelman, G.M., *The Structure and Function of Antibodies.* Sci. Amer., 223, 34 (1970)
Holborow, E.J. (ed.), *Standardization in immunofluorescence.* Blackwell Sci. Publ. Oxford (1970)
Loghem, J.J. van, *Viral infection and idiopathic autoimmune diseases. A hypothesis.* Vox Sang. 10, 1 (1965)
Nartin, N.H., *The immunoglobulins. A review.* J. clin. Path. 22, 117, (1969)
Parker, C.W. und J.D. Vavra, *Immunosuppression.* Progr. Hemat. 6, 1 (1969)
Roitt, I.M., M.F. Greaves, G. Torrigiani, J. Brostoff und J.H.L. Playfair, *The cellular basis of immunological responses.* Lancet ii, 367 (1969)

Sekundäre Autoimmunkrankheiten

Baker, L.R.I., M.C. Brain, J.G. Azzopardi und S.M. Worlledge, *Autoimmune haemolytic anaemia associated with ovarium dermoid cyst.* J. clin. Path. 21, 626 (1968)
Feltkamp, T.E.W., E.J. Dorhout Mees en M.G. Nieuwenhuis, *Autoantibodies related to treatment with chlorthalidone and α-methyldopa.* Acta med. scand. 187, 219 (1970)
Kaplan, M.H., *Relation of streptococcal and kidney tissue antigens to the pathogenesis of acute glomerulonephritis.* In: Acute glomerulonephritis. J. Metcoff (ed.) Little, Brown & Co., Boston (1967)
Koffler,. D., J. Sandson, R. Carr und H.G. Kunkel, *Immunologic studies concerning the pulmonary lesions in Goodpasture's syndrome.* Amer. J. Path. 54, 293 (1969)
Markowitz, A.S., H.A. Battifora, F. Schwartz und C. Aseron, *Immunological aspects of Goodpasture's syndrome.* Clin. exp. Immunol. 3, 585 (1968)
Proskey, A.J., L. Weaterbee, R.E. Easterling, J.A. Greene und J.M. Weller, *Goodpasture's syndrome.* Amer. J. Med. 48, 162 (1970)
Zabriskie, J.B., K.C. Hsu und B.C. Seegal, *Heart-reactive antibody associated with rheumatic fever: characterization and diagnostic signification.* Clin. exp. Immunol. 7, 147 (1970)

Lokalisierte idiopathische Autoimmunkrankheiten

Brostoff, J., S. Bor und M. Feiwel, *Autoantibodies in patients with vitiligo.* Lancet i, 177 (1969)
Deckert, T., *Autoimmunological aspects of diabetes mellitus.* Acta med. scand. suppl. 476, 29 (1967)
Doniach, D., J.G. Walker, I.M. Roitt en P.A. Berg, *„Autoallergic" Hepatitis.* New Engl. J. Med. 282, 86 (1970)

Irvine, W.J., M.M.W. Chan, L. Scarth, F.O. Kolb, M. Hartog, R.I.S. Bayliss und M.I. Drury, *Immunological aspects of premature ovarian failure associated with idiopathic Addison's disease.* Lancet ii, 883 (1968)
Irvine, W.J., B.F. Clarke, L. Scarth, D.R. Cullen und L.J.P. Duncan, *Thyroid and gastric autoimmunity in patients with diabetes mellitus.* Lancet ii, 163 (1970)
Lancet. *LATS.* Lancet ii, 349 (1970)
Oosterhuis, H.J.G.H., H. van der Geld und T.E.W. Feltkamp, *Studies in Myasthenia Gravis, Part 2, The relation of some clinical and immunological data.* J. neurol. Sci. (Amst.) 4, 417 (1967)
Whipple, E.H. (ed.), *Myasthenia Gravis.* Ann. N.Y. Acad. Sci. 135 (1966)

Generalisierte idiopathische Autoimmunkrankheiten

Alarcon-Segocia, D., E. Fischbein und V.M. Betancourt, *Antibodies to nucleoprotein and to hydralyzide-altered soluble nucleoprotein in tuberculous patients receiving isoniazid.* Clin. exp. Immunol. 5, 429 (1969)
Baart de la Faille-Kuyper, E.H., *Lupus erythematosus. An immunological and clinical study of 485 patients.* Thesis, Utrecht, (1969)
Dixon, F.J., T.S. Edgington en P.H. Lambert, *Non-glomerular antigen-antibody complex nephritis. In:* Immunopathology Vth Internat. Symp. Miescher und Grabar, (eds.) Schwabe & Co., Basel, p. 17 (1968)
Dubois, E.L. (ed.), *Lupus erythematosus.* Mc Graw Hill Book Cy, New York (1966)
Feltkamp, T.E.W., *Systemic lupus erythematosus. In:* Scientific basis of Rheumatology. Holt (ed.) Churchill Ltd., London. In press.
Kawano, K., L. Miller und P. Kimmelstiel, *Virus-like structures in lupus erythematosus.* New Engl. J. Med. 281, 1228 (1969)

Idiopathische Autoimmunkrankheiten des Blutes

Dacie, J.V. und S.M. Worlledge, *Autoimmune Hemolytic Anemias.* Progr. Hemat. 6, 82 (1969)
Dacie, J.V., *Autoimmune Haemolytic Anaemias.* Brit. med. J. 1, 381 (1970)
Engelfriet, C.P., A.E.G. Kr. von dem Borne, M.v.d. Giessen, D. Beckers und J.J. van Loghem, *Autoimmune haemolytic anaemias I. Serological studies with pure anti-immunoglobulin reagents.* Clin. exp. Immunol. 3, 605 (1968)
Pirofsky, B., *Autoimmunization and the autoimmune hemolytic anemias.* Williams and Wikins, Baltimore (1969)

Glossarium

Adjuvans
Ein Stoff, der meistens zusammen mit dem Antigen eingespritzt wird, um die immunologische Reaktivität des Antigens zu steigern.

Agglutinin
Ein Antikörper, der imstande ist, in einem wäßrigen Milieu suspendierte korpuskuläre Antigene zur Zusammenballung zu bringen.

Allogen
Von einem Individuum derselben Spezies abstammend, doch mit einer anderen genetischen Zusammensetzung (In der Blutgruppenserologie wird hier der Ausdruck isolog gebraucht).

Antigen
Ein Stoff, der imstande ist, eine immunologische Reaktivität gegen sich selbst anzuregen.

Antiglobulintest
Reaktion, die Antikörper gegen Immunglobuline verwendet Meistens als Synonym für den Coombstest gebraucht (S. 36).

Antikörper
Ein als Immunglobulin bezeichnetes Eiweiß, das zu einer spezifischen Bindung mit einem bestimmten Antigen fähig ist

Autoantigen
Antigen des Individuums selbst.

Autoantikörper
Antikörper, die gegen ein Antigen des Individuums selbst gerichtet sind.

Autoimmunität
Zustand, bei dem die immunologische Reaktivität gegen autologe Antigene gerichtet ist.

Autolog
Vom Individuum selbst abstammend

Chimärismus (immunologischer)
Eine Situation, bei der Zellen einer anderen genetischen Zusammenstellung in einem Individuum weiterleben.

Coombstest
Reaktion, die Antikörper gegen Immunglobuline verwendet, um Zellen, die mit inkompletten Antikörpern sensibilisiert sind, zu agglutinieren (S. 36). (Siehe auch Antiglobulintest).

Determinante Gruppe
Jener Teil des Antigens, der die immunologische Spezifität bestimmt.

Gedächtniszellen
Kleine Lymphozyten, die eine Information, die sie bei dem ersten Kontakt mit einem Antigen erworben haben, speichern und die sich bei erneutem Kontakt mit dem Antigen schnell vermehren und sich zu Plasmablasten differenzieren, wodurch große Antikörpermengen gebildet werden können.

Hapten
Ein meistens kleinmolekularer Stoff, der nur nach Bindung an einen großmolekularen Träger imstande ist, eine immunologische Reaktivität hervorzurufen. Ein Hapten kann spezifisch mit einem Antikörper reagieren.

Heterolog
Von einer anderen Spezies abstammend (Synonym: Xenogen).

Humorale Reaktivität
Immunologische Reaktivität, die zur Produktion von Antikörpern führt.

Idiopathische Autoimmunkrankheiten
Autoimmunkrankheiten von unbekannter Genese. Diese Krankheiten haben eine Reihe gemeinsamer Kennzeichen.

Immunglobulin (Ig)
Eiweiß mit den Eigenschaften eines Antikörpers.

Immunkomplex
Das Produkt der Reaktion zwischen Antigen und Antikörper.

Immunogen
Ein Antigen, das imstande ist, selbständig eine immunologische Reaktivität herbeizuführen (im Gegensatz zu einem Hapten).

Immunologische Paralyse
Der vorübergehende Verlust der Möglichkeit zu immunologischer Reaktivität gegenüber einem bestimmten Antigen, nach Verabreichung einer großen Menge dieses Antigens.

Immunologische Reaktivität
Die immunologische Aktivität, die als Reaktion auf einen antigenen Reiz entsteht.

Immunologische Toleranz
Das Fehlen einer immunologischen Reaktivität gegenüber einem bestimmten Antigen. Die Information für eine spezifische immunologische Toleranz wird gewonnen, wenn das immunologische System (noch) nicht ganz reif ist.

Immunologisches System
Das lymphoide Gewebe und die zirkulierenden lymphoiden Zellen eines Individuums. Dies umfaßt neben Knochenmark, Thymus, Lymphdrüsen und Milz auch das lymphoide Gewebe im Tractus digestivus und respiratorius. Auch die Makrophagen und die Retikulumzellen in diesen Organen werden zum immunologischen System gerechnet.

Immunsuppression
Die künstliche Unterdrückung der Möglichkeit zur immunologischen Reaktivität.

Isolog
Abstammend von einem Individuum derselben Spezies und derselben genetischen Zusammenstellung (In der Blutgruppenserologie wird dieser Ausdruck gebraucht, um die Abstammung eines Individuums von derselben Spezies, doch mit einer anderen genetischen Zusammensetzung zu bezeichnen).

Klon
In der Immunologie wird hiermit eine Gruppe lymphoider Zellen mit einer übereinstimmenden spezifischen immunologischen Aktivität bezeichnet. Es wird angenommen, daß die Zellen, die zu einem Klon gehören, von einer Stammzelle abstammen.

Komplement
Serumfraktionen von Eiweißcharakter, die in frischem Serum anwesend sind und sich in einer bestimmten Reihenfolge an einen Immunkomplex binden können (S. 37).

Kreuzreagierende Antikörper
Antikörper gegen ein bestimmtes Antigen, die zugleich, jedoch meistens schwächer, mit einem nahe verwandtem Antigen reagieren.

Monoklonale Immunglobuline
Immunglobuline, die sich nach Molekulargröße, Ladung, Klasse und Typ nicht voneinander unterscheiden und deshalb wahrscheinlich durch lymphoide Zellen eines Klons produziert sind. Wenn nicht nachgewiesen werden kann, daß diese Immunglobuline dieselbe Spezifität haben, wird für die Vermutung einer monoklonalen Abstammung die hohe Konzentration solcher Immunglobuline im Serum als ausreichend betrachtet.

Organspezifische Antigene
Bezeichnung, die sich auf Antigene bezieht, die nur in bestimmten Organen oder Geweben vorkommen. Meistens kommen dieselben Antigene auch in denselben Organen von Tieren einer anderen Spezies vor.

Paralyse
Siehe immunologische Paralyse.

Plasmablasten
Unreife Plasmazellen, die nach antigener Stimulation aus kleinen Lymphozyten entstanden sind.

Präzipitin
Ein Antikörper, der imstande ist, mit einem gelösten Antigen einen nichtlösbaren Immunkomplex zu bilden.

Reaktivität
Siehe humorale, immunologische sowie zelluläre Reaktivität.

Sekundäre Autoimmunkrankheiten
Autoimmunkrankheiten, bei denen mit mehr oder weniger Sicherheit ein kausaler Faktor nachgewiesen werden kann.

Serumkrankheit
Eine Krankheit, die nach Verabreichung einer großen Menge Antigen (meistens Eiweiß) entsteht. Dabei werden, bei einem Antigenüberschuß, lösliche Immunkomplexe gebildet.

Speziesspezifität
Bezeichnung, die sich auf Antigene bezieht, die nur bei Tieren einer bestimmten Spezies vorkommen.

Stammzelle (lymphoide)
Im Knochenmark liegende Zelle, deren „Nachkommen" das immunologische System bilden. Wahrscheinlich ist in jeder Stammzelle die Spezifizität der immunologischen Potenz der „Nachkommenzellen" bereits bestimmt.

Toleranz
Siehe immunologische Toleranz.

Zelluläre Reaktivität
Immunologische Reaktivität, bei der – ohne Intervention von Antikörpern – eine Reaktion zwischen dem Lymphozyt und dem Antigen auftritt. Diese Reaktivität kann nur durch lymphoide Zellen auf ein anderes Individuum übertragen werden und wird außerdem dadurch charakterisiert, daß die Reaktion vom sogenannten verzögerten Typ ist.

Register

Achlorhydrie, histaminrefraktäre 68
Actinomycin D bei Autoimmunkrankheiten 33
Addisonkrise 76
Addisonsche Krankheit 27, 73, 77
Agammaglobulinämie und Arthritis rheumatica 98
Agargel-Diffusionstechnik 35
Agglutination von Sperma bei Infertilität 59
Agglutinationsreaktion 36
Agglutinine, Sperma- – 58
Akantholyse beim Pemphigus 89
Akrozyanose in der Kälte 106
Aldolase-Serumspiegelerhöhung bei Dermatomyositis 104
Aldometil, hämolytische Anämie durch Antikörper gegen – 60
Alkeran 34
Alkylierende Stoffe bei Autoimmunkrankheiten 32
Allergische Enzephalomyelitis, experimentelle 53
Allotypen, Gm- – 98
Alopecia totalis 79
Alopecia totalis bei idiopathischer Hypoparathyreoiditis 77
Alopecia totalis bei Ovarialinsuffizienz 79
Alpha-Methyldopa-Behandlung, hämolytische Anämie durch – 28
Amenorrhoe, primäre 78, 84
Aminopterin 34
Aminosäureketten der Immunglobuline 18
ANA siehe antinukleäre Antikörper
Anämie, aplastische, bei Myasthenia gravis und Thymom 83
Anämie, autoimmunhämolytische 26, 44, 94, *105*, 108
Anämie, autoimmunhämolytische, bei idiopathischer Thrombopenie 108
Anämie, autoimmunhämolytische, durch Virusinfektionen 26
Anämie, autoimmunhämolytische, Kortikosteroidtherapie 32
Anämie durch Antikörper gegen Medikament-Blutzellen-Komplexe 59
Anämie durch Penicillin-Antikörper 60
Anämie, Eisenmangel –, Antikörper bei – 72
Anämie, hämolytische bei Ovarialtumoren 24, *44*
Anämie, hämolytische, durch Aktivierung autologer Antigene 58
Anämie, hämolytische, durch α-Methyldopabehandlung 28, *60*
Anämie, perniziöse 68
Anämie, perniziöse, Antikörpertypen 72
Anämie, perniziöse, genetische Prädisposition 72
Anämie, perniziöse, Vitamin B_{12} bei – 32
Anämie siehe auch autoimmunhämolytische Anämie
Anämie siehe auch hämolytische Anämie
Anämie siehe auch perniziöse Anämie
Aneurysma bei Polyarthritis nodosa 103
ANF siehe antinukleärer Faktor
Anti-Basalmembran-Antikörper 56
Antibiotika bei Autoimmunkrankheiten 33
Antibiotika bei sympathischer Ophthalmie 54
Anti-Erythrozyten-Immunglobulin 37
Antigen, Augenlinsen – 23
Antigen, Erythrozenten – -Aktivierung 25
Antigen gegen LATS 64
Antigen, Uvea – 54
Antigen wiedererkennende Struktur 16
Antigen, zweites – des Schilddrüsenkolloids, Antikörper gegen – 62
Antigen-Antikörper-Komplexe, Präzipitationsreaktionen 34
Antigene, autologe, Autoimmunkrankheiten durch Aktivierung –r – 58
Antigene, autologe, Autoimmunkrankheiten durch Veränderungen –r – 41

Antigene, autologe, Veränderungen der – 23
Antigene, Bakterien – 24
Antigene, Definition 12
Antigene, eingekapselte 24
Antigene, Erythrozyten – 58
Antigene, exogene 24
Antigene, exogene, Autoimmunkrankheiten durch – – 45
Antigene hämolysierender Streptokokken 24
Antigene, latente, Aktivierung 25
Antigene, sequestrierte 56
Antigengemisch-Untersuchung 35
Antigenverarbeitung im Organismus 16
Antiglobulinreaktion 36
Antiglobulintest 106
Anti-Human-Immunglobulinserum, Herstellung 36
Antikörper, antimikrosomale (Schilddrüse) 62
Antikörper beim Parapemphigus 89
Antikörper beim Pemphigus 89
Antikörper, eluierte 55
Antikörper, fluoreszierende, Immunfluoreszenztechnik 38
Antikörper gegen Basalmembranen *55*, 88, 89
Antikörper gegen Blutzellen 30
Antikörper gegen Corpus-luteum-Gewebe 78
Antikörper gegen DNS 93
Antikörper gegen Erythrozyten 30, *105*
Antikörper gegen Erythrozyten durch α-Methyldopa 61
Antikörper gegen Gallengangsepithelzellen 85
Antikörper gegen Gerinnungsfaktoren 93
Antikörper gegen Gewebebestandteile 30
Antikörper gegen glattes Muskelgewebe 71, *85*, 101
Antikörper gegen Hautgewebe 88, 89
Antikörper gegen Herzmuskelgewebe 41, 43, *46*, 87
Antikörper gegen Hodengewebe 78
Antikörper gegen IgG bei Arthritis rheumatica 97
Antikörper gegen intrinsic factor 68
Antikörper gegen Kardiolipide 93
Antikörper gegen Kolongewebe 52
Antikörper gegen Langerhanssche Inseln 78
Antikörper gegen Magengewebe 68
Antikörper gegen Medikament-Blutzellen-Komplexe, Anämie durch – 59
Antikörper gegen Medikament-Blutzellen-Komplexe, Leukopenie durch – 59
Antikörper gegen Medikament-Blutzellen-Komplexe, Thrombopenie durch – 59
Antikörper gegen Mitochondrien 67, 71, 81, *85*, 102
Antikörper gegen myoide Zellen im Thymus 82
Antikörper gegen Nebennierenrindengewebe 74, *75*
Antikörper gegen Nebenschilddrüsengewebe 77
Antikörper gegen Nucleoli 93
Antikörper gegen Nukleoproteine 93
Antikörper gegen Ovarialgewebe 78
Antikörper gegen Parietalzellen der Magenschleimhaut 26, *68*, 71, 83, 87
Antikörper gegen Penicillin, Anämie durch – – – 60
Antikörper gegen Plazenta-Trophoblast 78
Antikörper gegen Rheumafaktor 93
Antikörper gegen Ribosomen 93
Antikörper gegen Schilddrüsengewebe *62*, 67, 83, 87
Antikörper gegen Serumproteine 30
Antikörper gegen Skelettmuskelgewebe 41, *79*, 87
Antikörper gegen Skelettmuskulatur bei rheumatoider Arthritis 99
Antikörper gegen Speicheldrüsengewebe 87, *101*
Antikörper gegen Sperma 23
Antikörper gegen Sperma, Sterilität durch – – – 57
Antikörper gegen T-Antigen 58

Antikörper gegen Thrombozyten 30, *108*
Antikörper gegen Thyreoglobulin 62
Antikörper gegen verändertes IgG 93
Antikörper gegen Wangenschleimhaut bei rheumatischer Arthritis 99
Antikörper gegen Zellkernbestandteile 92
Antikörper gegen Zellkerne bei Polyarteriitis nodosa 104
Antikörper gegen Zellkerne bei Sklerodermie 102
Antikörper gegen „zweites Antigen" des Schilddrüsenkolloids 62
Antikörper, humorale Reaktivität 18
Antikörper, inkomplette, Coombstest 36
Antikörper, inkomplette Wärme – bei autoimmunhämolytischer Anämie 106
Antikörper, komplementbindende, Nachweis 37
Antikörper, kreuzreagierende, Entstehung 24
Antikörper, kreuzreagierende, gegen Esch. coli 0 14 52
Antikörper, kreuzreagierende, nach Streptokokkeninfekt 45
Antikörper LATS 62
Antikörper, monoklonale 25
Antikörper, monoklonale, bei Kälteagglutininkrankheit 107
Antikörper nach Chlorpromazintherapie 87
Antikörper nach Halothannarkose 87
Antikörperbildung 20
Antikörperbildung, polyklonale 19
Antikörpernachweismethoden 34
Antilymphozytenserum bei Autoimmunkrankheiten 33
Antimikrosomale Antikörper (Schilddrüse) 62
Antinukleäre Antikörper 93
Antinukleäre Antikörper bei Polyarteriitis nodosa 104
Antinukleärer Faktor 92
Antinukleärer Faktor bei rheumatoider Arthritis 99
Antinukleärer Faktor beim Sjögren-Syndrom 101
Antiperinukleärer Faktor bei rheumatoider Arthritis 99
Aplastische Anämie bei Myasthenia gravis und Thymom 83
Arteriitis, Autoimmunkomplex- – 98
Arteriitis, Zwiebelschalen – in der Milz 95
Arthritis bei Colitis ulcerosa 99
Arthritis psoriatica 99
Arthritis rheumatica 85, 94, *96*, 101
Arthritis rheumatica bei Dermatomyositis 105
Arthritis rheumatica beim Sjögren-Syndrom 100
Arzneimittel siehe Medikamente
Asthma bronchiale 85
Atemlähmung nach Tollwutimpfung 53
Atemwege, Trockenheit der – 100
Atrophische Gastritis 68
Augenlinsenantigen 23
Augenverletzung, sympathische Ophthalmie nach – 54
Autoagglutination von Sperma bei Infertilität 59
Autoantikörper beim Parapemphigus 89
Autoantikörper beim Pemphigus 89
Autoantikörper gegen Blutzellen 30
Autoantikörper gegen Erythrozyten 30, 105
Autoantikörper gegen Erythrozyten durch α-Methyldopa 61
Autoantikörper gegen Gewebebestandteile 30
Autoantikörper gegen Herzmuskelgewebe 46
Autoantikörper gegen intrinsic factor 68
Autoantikörper gegen Magengewebe 68
Autoantikörper gegen Parietalzellen des Magens 26, *68*, 71, 83, 87
Autoantikörper gegen Schilddrüsengewebe 62
Autoantikörper gegen Serumproteine 30
Autoantikörper gegen Sperma 23

Autoantikörper gegen Sperma, Sterilisation durch – 57
Autoantikörper gegen Thrombozyten 30
Autoantikörper, monoklonale 25
Autoimmunadrenalitis 27, 29, *73*, 76, 77, 78
Autoimmungastritis 29, *68*, 72, 73, 76, 77, 78
Autoimmunhämolytische Anämie 26, 73, 94, *105*
Autoimmunhämolytische Anämie durch Virusinfektionen 26
Autoimmunhämolytische Anämie, Kortikosteroidtherapie 32
Autoimmunhepatitis 68, *83*, 94
Autoimmuninsulitis 78
Autoimmunität 22
Autoimmunität durch Proliferation des lymphatischen Systems 25
Autoimmunität, Pathogenese 26
Autoimmunität, Ursachen 24
Autoimmunkomplexe, lösliche 91
Autoimmunkomplexkrankheiten 91
Autoimmunkrankheit, Begriff 11
Autoimmunkrankheiten des Blutes 29
Autoimmunkrankheiten durch Aktivierung autologer Antigene 58
Autoimmunkrankheiten durch exogene Antigene 45
Autoimmunkrankheiten durch Virusinfektionen 26
Autoimmunkrankheiten, Einteilung der – 27
Autoimmunkrankheiten, familiäre Prädisposition 31
Autoimmunkrankheiten, genetische Prädisposition 26
Autoimmunkrankheiten, Geschlechterverteilung 30
Autoimmunkrankheiten, iatrogene, des Blutes 59
Autoimmunkrankheiten, idiopathische 29
Autoimmunkrankheiten, idiopathische, des Blutes 105
Autoimmunkrankheiten, Intoleranz 23
Autoimmunkrankheiten, Kennzeichen idiopathischer – 30
Autoimmunkrankheiten, lympho-plasmazelluläre Infiltrate 30
Autoimmunkrankheiten, sekundäre 28, *41*
Autoimmunkrankheiten, Therapie 31
Autoimmunkrankheiten, Therapiegefahren 33
Autoimmunkrankheiten, Ursachen 22
Autoimmunkrankheiten, Verläufe 30
Autoimmunologische Schilddrüsenentzündung 61
Autoimmunparathyreoiditis 73, *76*, 77
Autoimmunthyreoiditis 27, 29, *61*, 73, 76, 77, 78
Autoimmunthyreoiditis, Therapie 68
Autologe Antigene, Autoimmunkrankheiten durch Aktivierung –r – 58
Autologe Antigene, Autoimmunkrankheiten durch Veränderungen –r – 41
Autologe Antigene, Veränderungen –r – 23
Azathioprin bei aktiver chronischer Hepatitis 89
Azathioprin bei Autoimmunkrankheiten 32
Azathioprin bei rheumatoider Arthritis 100
Azathioprin beim Lupus erythematosus disseminatus 96

Bakterienantigene 24
Basalmembran, Antikörper gegen – *55*, 88, 89
Basedowsche Krankheit 61, 77
Basedowsche Krankheit als Autoimmunkrankheit 61
Bentonit-Flockungsreaktion 36, 37
Benzylpenicilloylhapten, Antikörper gegen – 60
Biliäre Leberzirrhose, primär – – 29, 43, 71, *83*
Biliäre Leberzirrhose siehe auch Leberzirrhose
Biphasische Hämolysine des Donath-Landsteiner-Typs 107
Blasten des Thymus 16

Blut, Autoimmunkrankheiten des
–es 29, *59*
Blut, idiopathische Autoimmunkrankheiten 105
Blutgerinnungsfaktoren, Antikörper gegen – 93
Bluttransfusionen bei autoimmunhämolytischer Anämie 106
Blutung, zerebrale und gastrointestinale, bei Polyarteriitis nodosa 103
Blutzellen, Autoantikörper gegen – 30
Blutzellen-Medikament-Komplexe, Thrombopenie, Anämie und Leukopenie durch Antikörper gegen – 59
Bösartige Prozesse, lymphozelluläre Proliferation 25
Boyden, passiver Hämagglutinationstest 36, 38
Bullöse Dermatose, Pemphigus 89
Bursa Fabricii 13

CAD-Antigen der Erythrozyten 59
Chimärismus 22
Chinidin, Autoimmunkrankheit durch Antikörper gegen – 60
Chinidin, Thrombozyten - – -Komplex 25
Chinin, Autoimmunkrankheit durch Antikörper gegen – 60
Chlorambucil bei Autoimmunkrankheiten 32
Chloramphenicol bei Autoimmunkrankheiten 33
Chlorpromazinbehandlung, Antikörper nach – 87
Cholangiolitis, lympho-plasmazelluläre 84
Cholangitis, chronische nichtsuppurative destruktive 84
Cholera, Polyagglutinabilität der Erythrozyten 58
Cholinesterasehemmer bei Myasthenia gravis 31, 79
Clostridium-Welchii-Infekt, Polyagglutinabilität durch – 58
Coli siehe Kolibakterien
Colitis ulcerosa 28, *52*
Colitis ulcerosa bei Arthritis 99
Colitis ulcerosa, juvenile 52
Coombstest 36, 106, 107
Coons, Immunfluoreszenztechnik 38
Corpus luteum, Antikörper gegen – – 78
Corynebakterieninfekt, Polyagglutinabilität der Erythrozyten durch – 58
Cyclophosphamid bei Autoimmunkrankheiten 32
Cyclophosphamid bei rheumatoider Arthritis 100
Cyclophosphamid beim Lupus erythematodes disseminatus 96

Dakryoadenitis 101
Darmsklerose 101
Decortin 34
Decortin-H 34
Deltacortril 34
Deltakortikoide bei Autoimmunkrankheiten 32
De Quervainsche Krankheit 65
Dermatomyositis 29, 92, 94, *104*
Dermatose, bullöse 89
Dermoidzysten 44
Desoxyribonukleinsäure siehe DNS
Diabetes mellitus, Antikörper gegen Parietalzellen beim – – 72
Diabetes mellitus bei Autoimmunadrenalitis 76
Diabetes mellitus bei Ovarialinsuffizienz 79
Diabetes mellitus bei Vitiligo 77
Diabetes mellitus, juveniler 29, 73, 76, *78*
Dickdarm, Antikörper gegen Kolongewebe 52
Direkter Antiglobulintest 36, 37
Direkter Coombstest 36, 37
Diskoidaler Lupus erythematosus 90
Disseminierter Lupus siehe Lupus erythematosus disseminatus
DNS/anti-DNS-Komplex 94
DNS, Antikörper gegen – 93
DNS des Lymphozytenkernes 16
Donath-Landsteiner-Hämolysine 107
Doppeldiffusionstechnik, Antikörpernachweis 35
Ductus-deferens-Verletzung, Sterilität durch Antikörper gegen Sperma 57

Ductus-deferens-Verschluß, Autoantikörper gegen Sperma 23

Eisenmangelanämie, Antikörper 72
Eluierte Antikörper 55
Endokarditis, Rheumafaktor bei – 99
Endoxan 34
Enzephalomyelitis, experimentelle allergische 53
Enzephalomyelitis nach Tollwutimpfung 28, *53*
Epidermis, Autoantikörper gegen – 89
Epididymistuberkulose und Gonorrhoe 58
Epididymisverletzung, Sterilität durch Antikörper gegen Sperma 57
Erythrozyten, Antikörper gegen – 94
Erythrozyten, Antikörper gegen – durch α-Methyldopa 61
Erythrozyten, Autoantikörper gegen – 30, *105*
Erythrozyten, Polyagglutinabilität 28
Erythrozytenantigen 58
Erythrozytenantigen, Aktivierung 25
Erythrozyten-Medikament-Komplexe, Autoimmunkrankheiten durch – 60
Erythrozyten-Penicillin-Komplex 25
Erythrozyten, Polyagglutinabilität von – 58
Escherichia coli 0 14, kreuzreagierende Antikörper 52
Evans-Syndrom 108
Exogene Antigene 24
Exogene Antigene, Autoimmunkrankheiten durch – – 45
Experimentelle allergische Enzephalomyelitis 53

Fab-Fragmente des Immunglobulinmoleküls 19
Fab-Teil des Antikörpers 16
Facogene Uveitis 23, 28, *56*
Familiäre Prädisposition bei Autoimmunkrankheiten 31
Familiäre Prädisposition bei rheumatoider Arthritis 99
Fc-Fragment des Immunglobulinmoleküls 19
Fibrinoid beim Lupus erythematodes disseminatus 95
Fluoreszierende Antikörper, Immunfluoreszenztechnik 38
Fluoro-uracil Roche 34
Follikelrandzone der Lymphozyten 14
Follikelzentrum der Lymphdrüsen 14
Folsäureantagonisten bei Autoimmunkrankheiten 32

Gallengangsepithelzellen, Antikörper gegen – 85
Gastritis, atrophische 68
Gastritis, lymphozelluläre 68
Gastritis siehe auch Autoimmungastritis
Gastritis und perniziöse Anämie 73
Gastrointestinale Blutung bei Polyarteriitis nodosa 103
Gedächtniszellen 14, 16, 20
Gefäßläsionen beim Lupus erythematosus disseminatus 94
Gefäßveränderungen bei Sklerodermie 103
Gelbsucht 84
Gelenkentzündung, rheumatoide 96
Generalisierte idiopathische Autoimmunkrankheiten 29, *91*
Genetische Prädisposition bei perniziöser Anämie 72
Genetische Prädisposition des Lupus erythematodes disseminatus 95
Genetische Prädisposition zur Autoimmunkrankheit 26
Gerinnungsfaktoren, Antikörper gegen – 93
Geschlechterverteilung bei Autoimmunkrankheiten 30
Geschwülste bei Dermatomyositis 105
Gewebebestandteile, Autoantikörper gegen – 30
Gewebetransplantation, Chimärismus 22
Glattes Muskelgewebe, Antikörper gegen – – 71, *85*
Glomeruläre Kapillarschlingen 47

Glomerulonephritis 27, *46*, 48, 50
Glomerulonephritis beim Goodpasture-Syndrom 55
Glomerulonephritis beim Lupus erythematosus disseminatus 92
Glomerulonephritis nach Streptokokkeninfekt 28, 45, *46*
Glomerulonephritis, schnell progressive 56
Glomerulonephrose beim Goodpasture-Syndrom 55
Gm-Allotypen 98
Gm-Antigene von IgG-Molekülen 98
Goldpräparate bei rheumatischer Arthritis 100
Gonorrhoe der Epididymis 58
Goodpasture-Syndrom 27, 28, *55*, 89
Grabar, Immunelektrophorese 35
Granulozytäre Reaktion 20

Hämagglutinationstest, passiver *36*, 38
Hämoglobinurie in der Kälte 106
β-hämolysierende Streptokokken, Antigene –r – 24
β-hämolysierende Streptokokken, Krankheiten nach Infekt mit –n – 45
Hämolysine, biphasische, des Donath-Landsteiner-Typs 107
Hämolysine, Wärme – bei autoimmunhämolytischer Anämie 106
Hämolytische Anämie bei Ovarialtumoren 24, 28, *44*
Hämolytische Anämie durch Aktivierung autologer Antigene 58
Hämolytische Anämie durch Antikörper gegen Penicillin 60
Hämolytische Anämie durch α-Methyldopa-Behandlung 28, *60*
Hämorrhagien, pulmonale, beim Goodpasture-Syndrom 55
Hämosiderose, idiopathische pulmonale 56
Halothannarkose, Antikörper nach – 87
Hapten, Begriff 13
Haptene, Medikamente als – 25, 60
Hashimotosche Krankheit 65
Hashimotosche Krankheit, hyperzelluläre Variante 61
Hashimoto-Struma lymphomatosa 61, 64
Haut, Immunglobulin- und Komplement-Ablagerung in der – 90
Hautentzündung und -degeneration bei Dermatomyositis 104
Hautgewebe, Antikörper gegen – 88, 89
Haut-Lupus erythematosus 90
Hautödem 90
Hauttrockenheit 100
Hepatitis, aktive chronische 29, 71, *83*
Hepatitis, hyperglobulinämische 84
Hepatitis, juvenile 84
Hepatitis, lupoide 84
Hepatitis, Virus –, aktive chronische 84
Hepatomegalie 84
Hepatosplenomegalie 84
Herzantigene 46
Herzinfarkt, Postmyokardinfarkt-Syndrom 41
Herzmuskelgewebe, Antikörper gegen – 41, 43, *46*, 79, 87
Herzmuskelsklerose 101
Histaminrefraktäre Achlorhydrie 68
H-Ketten der Immunglobuline 18
Hodendegeneration durch Autoimmunprozeß 58
Hodengewebe, Antikörper gegen – 78
Homogene Kernfluoreszenz 93
Hostacortin 34
Hostacortin H 34
Huebner-Thomsen-Friedenreich-Phänomen 59
Humorale Reaktivität *18*, 27
Hydralazin, Lupus erythematodes disseminatus durch – 95
Hypergammaglobulinämie 84
Hyperglobulinämische Hepatitis 84
Hyperkeratose 90
Hyperpigmentation 84
Hyperthyreose, primäre 65
Hyperthyreose, primäre, als Autoimmunkrankheit 61
Hypertonie-Behandlung mit α-Methyldopa, hämolytische Anämie bei – – – 60
Hypoparathyreoidismus bei Ovarialinsuffizienz 79

Hypoparathyreoidismus, idiopathischer 29, *76*
Hypophysäre Insuffizienz 73

Iatrogene Anämie durch Antikörper gegen Erythrozyten-Medikament-Komplexe 60
Iatrogene Anämie durch Antikörper gegen Medikament-Blutzellen-Komplexe 59
Iatrogene Autoimmunkrankheiten des Blutes 59
Iatrogene Leukopenie durch Antikörper gegen Medikament-Blutzellen-Komplexe 59
Iatrogene Thrombopenie 28
Iatrogene Thrombopenie durch Antikörper gegen Medikament-Blutzellen-Komplex 59
Idiopathische Autoimmunkrankheiten 29, *61*
Idiopathische Autoimmunkrankheiten des Blutes 105
Idiopathische Autoimmunkrankheiten, Kennzeichen 30
Idiopathische Autoimmunkrankheiten, lokalisierte 61
Idiopathische Nebennierenrindeninsuffizienz 73
Idiopathische pulmonale Hämosiderose 56
Idiopathische Thrombopenie 27, 29, 94, *108*
Idiopathische Thrombopenie, Kortikosteroidtherapie 32
Idiopathischer Hypoparathyreoidismus 29, *76*
IgA 18
IgD 18
IgE 18
IgG 18
IgG, Antikörper gegen – bei Arthritis rheumatica 97
IgG, verändertes, Antikörper gegen – – 93
IgG-Ablagerung bei Nephritis 51
IgG-Globuline als Antikörper gegen NNR-Gewebe 75
IgG-Globuline, Antikörper gegen Parietalzellen der Magenschleimhaut 72
IgG-Myelom 19
IgM 18
IgM-Antikörper gegen Kolongewebe 52
IgM-Kälteagglutinine 107
IgM-Wärmehämolysine bei autoimmunhämolytischer Anämie 106
Ikterus 84
Ikterus bei autoimmunhämolytischer Anämie 108
Immunelektrophorese 35
Immunfluoreszenztechnik 38
Immunglobulin, Molekül 19
Immunglobulin-Ablagerung in der Haut 90
Immunglobulinbildung 20
Immunglobuline, Eigenschaften 18
Immunglobuline, humorale Reaktivität 18
Immunglobuline, Molekulargewichte 18
Immunkomplexaggregate, Präzipitationsreaktionen 34
Immunkomplexe bei Komplexglomerulonephritis 50
Immunkomplexnephritis beim Goodpasture-Syndrom 55
Immunkomplexnephritis, iatrogene – durch Therapie 33
Immunkomplexniederschläge beim Lupus erythematodes disseminatus 94
Immunkomplexvaskulitis 104
Immunogene, Begriff 13
Immunologische Reaktivität, spezifische 12
Immunologische Reaktivität, zelluläre 20
Immunologische Reaktivität, zwei Arten 18
Immunologische Toleranz 21
Immunologische Toleranz, Paralyse der –n – 22, 23
Immunologisches Gedächtnis 14
Immunologisches System 13
Immunologisches System, Kapazität 22
Immunologisches System, Veränderungen des –n –s 25
Immunparalyse 22, 23
Immunsuppressiva bei aktiver chronischer Hepatitis 89

Immunsuppressive bei autoimmunhämolytischer Anämie 106
Immunsuppressiva bei Autoimmunkrankheiten 31
Immunsuppressiva bei Kälteagglutininkrankheit 107
Immunsuppressiva beim Lupus erythematodes disseminatus 96
Immunsuppressiva beim Morbus Basedow 68
Imurel 34
Indirekte Immunfluoreszenztechnik 40
Infarkt bei Polyarteriitis nodosa 103
Infektionskrankheiten, idiopathische Thrombopenie nach – 108
Infektionskrankheiten siehe auch Virusinfekte
Infertilität, Autoagglutination des Sperma bei – 59
Infertilität bei Männern 28
Infertilität durch Antikörper gegen Sperma 57
Influenzainfektion, zelluläre Reaktivität 20
Inkomplette Antikörper, Coombstest 36
Inkomplette Wärmeantikörper bei autoimmunhämolytischer Anämie 106
Insulinantikörper 21
Insulitis 78
Intestinale Metaplasie 68
Intrinsic factor 68
Intrinsic factor, Antikörper gegen – – 68
Iridozyklitis 57
Irisverletzung, sympathische Ophthalmie nach – 54
Isoantikörper gegen Thrombozyten 108
Isoniazid, Lupus erythematodes disseminatus durch – 95

Jod, radioaktives, bei Hyperthyreose 68
Juvenile Colitis ulcerosa 52
Juvenile Hepatitis 84
Juveniler Diabetes mellitus 29, 73, 76, *78*

Kälteagglutininkrankheit 106
Kältehämagglutininkrankheit 25
Kältehämoglobinurie, paroxysmale 108
Kahlersche Krankheit 19
Kardiolipide, Antikörper gegen – 93
Karditis, rheumatische 24, 28, *45*, 46
Karzinom bei Dermatomyositis 105
Karzinom bei lymphozellulärer Thyreoiditis 65
Keratokonjunktivitis beim Sjögren-Syndrom 100
Klone 20, 22
Knochenmark, immunologisches System 13
Knochenmark, lymphozelluläre Proliferation im – bei Kälteagglutininkrankheit 107
Kolibakterien, kreuzreagierende Antikörper 52
Kolitis siehe Colitis ulcerosa
Kollagenkrankheiten 91
Kolongewebe, Antikörper gegen – 52
Komplement-Ablagerung in der Haut 90
Komplementbindende Antikörper, Nachweise 37
Komplement-Bindungsreaktionen 37
Komplex, zirkulierender 27
Komplexglomerulonephritis 27, *46*, 48, 50, 91
Komplexnephritis beim Goodpasture-Syndrom 55
Kornealäsionen beim Sjögren-Syndrom 100
Kortikosteroide bei Autoimmunkrankheiten 31
Kortikosteroide bei Linsenextraktion 57
Kortikosteroide bei Polyarteriitis nodosa 104
Kortikosteroide bei rheumatoider Arthritis 100
Kortikosteroide bei sympathischer Ophthalmie 54
Kortikosteroide beim Lupus erythematodes disseminatus 96
Kreatinphosphokinase-Serumspiegelerhöhung bei Dermatomyositis 104
Krebs bei Dermatomyositis 105

Krebs bei lymphozellulärer Thyreoiditis 65
Kreuzreagierende Antikörper durch Kolibakterien 52
Kreuzreagierende Antikörper, Entstehung 24
Kreuzreagierende Antikörper nach Streptokokkeninfekt 45
Kryptogene Leberzirrhose 85

Langerhanssche Inseln, Antikörper gegen – – 78
Latente Antigene, Aktivierung 25
Latextest *37*, 97
LATS als Antikörper 27, 61, *62*
LATS, Antigen gegen – 64
Leberzelldegeneration 84
Leberzirrhose, kryptogene 85
Leberzirrhose, postnekrotische 84
Leberzirrhose, primär biliäre 29, 43, 71, 81, *83*
Leichte(light-) Ketten der Immunglobuline 18
Lepra, Rheumafaktor bei – 99
Leukeran 34
Leukopenie durch Antikörper gegen Medikament-Blutzellen-Komplexe 59
Leukozyten-Medikament-Komplexe, Autoimmunkrankheiten durch – 60
LE-Zelle 93
LE-Zelltest 84, 87, *93*
Linsenantigen 23
Linsenantigene, facogene Uveitis durch – 57
Linsenextraktion, facogene Uveitis 23
Linsenkapselverletzung, facogene Uveitis 57
Lippenbiopsie beim Sjögren-Syndrom 101
L-Ketten der Immunglobuline 18
Lösliche Autoimmunkomplexe 91
Lokalisierte idiopathische Autoimmunkrankheiten 29, *61*
Long acting thyroid stimulator als Antikörper 27, 61, *62*, 64
Lues, autoimmunhämolytische Anämie bei tertiärer und kongenitaler – 108
Lues, Wassermannsche Reaktion 12
Lungensklerose 101
Lungenveränderungen beim Goodpasture-Syndrom 55
Lupoide Hepatitis 84
Lupus erythematosus chronicus 29
Lupus erythematosus, diskoidaler 90
Lupus erythematosus disseminatus 29, 85, 89, 90, *92*, 99, 101, 105, 106
Lupus erythematosus disseminatus, Kortikosteroidtherapie 32
Lupus erythematosus generalisatus 65
Lupusnephritis 50, 93
Lymphatisches System, Autoimmunität durch Proliferation 25
Lymphdrüsen, immunologisches System 14
Lymphoide maligne Prozesse beim Sjögren-Syndrom 101
Lymphoide Stammzellen des Knochenmarkes 13
Lympho-plasmazelluläre Infiltrate bei Autoimmunkrankheiten 30
Lympho-plasmazelluläre Infiltrate in der Haut, perivaskuläre 90
Lympho-plasmazelluläre Infiltrate in der Leber 84
Lympho-plasmazelluläre Infiltrate in der Magenschleimhaut 68
Lympho-plasmazelluläre Infiltrate in der Muskulatur bei Dermatomyositis 104
Lympho-plasmazelluläre Infiltrate in der Nebennierenrinde 75
Lympho-plasmazelluläre Infiltrate in der Nebenschilddrüse 76
Lympho-plasmazelluläre Infiltrate in der Synovia 96
Lymphorrhagie 82
Lymphorrhagien in der Skelettmuskulatur 96
Lymphozelluläre Gastritis 68
Lymphozelluläre Infiltrate bei Autoimmunkrankheiten 27
Lymphozelluläre Proliferation 21

Lymphozelluläre Proliferation im Knochenmark bei Kälteagglutininkrankheit 107
Lymphozelluläre Sialoadenitis 101
Lymphozelluläre Thyreoiditis 61
Lymphozyten, immunologisches System 13
Lymphozytenkern, DNS des –s 16

Magen, Parietalzellen des –s, Autoantikörper gegen – – 26, *68*, 71, 87
Magen, Parietalzellen-Funktion 68
Magen siehe auch Parietalzellen
Magen-Darm-Kanal, immunologisches System 13
Magen-Darm-Kanal-Sklerose 101
Magengewebe, Antikörper gegen – 68
Magenkrankheiten bei Vitiligo 77
Magenschleimhaut, lympho-plasmazelluläre Infiltration der – 68
Makrophagen, immunologisches System 13
Malariamittel bei rheumatoider Arthritis 100
Malariamittel beim Lupus erythematodes disseminatus 96
Maligne lymphoide Prozesse beim Sjögren-Syndrom 101
Masern, zelluläre Reaktivität 20
Medikament-Blutzellen-Komplexe, Thrombopenie, Anämie und Leukopenie durch Antikörper gegen – 59
Medikamente als Haptene 25, 60
Medikamente, antigene Determinanten der – 24
Menopause, verfrühte 78
6-Mercaptopurin bei aktiver chronischer Hepatitis 89
6-Mercaptopurin bei Autoimmunkrankheiten 32
Methotrexat bei Autoimmunkrankheiten 32
Methotrexat Lederle 34
α-Methyldopa-Behandlung, hämolytische Anämie durch – 28, *60*
Mikrosomales Antigen, Antikörper gegen – – 62 (Schilddrüse)
Mikuliczsche Krankheit 100
Milz, immunologisches System 13, 16
Milz, Zwiebelschalenarteriitis 95
Milzarterienveränderungen beim Lupus erythematodes disseminatus 95
Mitochondrien, Antikörper gegen – 61, 71, 81, *85*, 102
Mitomycin C 34
Molekulargewichte der Immunglobuline 18
Mongoloide Idiotie, Autoimmunthyreoiditis bei –r – 62
Moniliasis bei Autoimmunkrankheiten 76, 77
Moniliasis bei Ovarialinsuffizienz 79
Monoklonale Antikörper bei Kälteagglutininkrankheit 107
Monoklonale Autoantikörper 25
Monoklonale Tumoren 19
Morbus Addison 27, *73*
Morbus Addison bei Vitiligo 77
Morbus Basedow als Autoimmunkrankheit 27, 29, *61*, 77
Morbus Basedow, Therapie 68
Morbus de Quervain 65
Morbus Kahler 19
Morbus Raynaud bei Dermatomyositis 104
Morbus Waldenström 19
Morbus Werlhof 108
Mumps, zelluläre Reaktivität 20
Muskelgewebe, Antikörper gegen glattes – 71
Muskelgewebe, glattes, Antikörper gegen – 85
Muskelnekrosen bei Dermatomyositis 104
Myasthenia gravis 29, 41, 43, 65, 78, *79*, 82, 89, 94, 101
Myasthenia gravis, Cholinesterasehemmer bei – – 31
Myasthenia, neonatale 83
Mycoplasma-pneumoniae-Infektion, Kälteagglutinationssydrom bei – 107
Myelom, IgG – – 19
Myleran 34
Myoide Thymuszellen 82
Myoide Thymuszellen, Antikörper gegen – – 82

Myoide Zellen des Thymus 14
Myokardinfarkt, Postmyokardinfarkt-Syndrom 41
Myositis bei Dermatomyositis 104
Myxödem, primäres 27, 61, 65, 77

Nebennierenrindenatrophie 73
Nebennierenrindengewebe, Antikörper gegen – 74, *75*
Nebennierenrindengewebe, lympho-plasmazelluläre Infiltration des –s 75
Nebennierenrindeninsuffizienz, idiopathische 73
Nebenschilddrüse, lympho-plasmazelluläre Infiltrate in der – 76
Nebenschilddrüsengewebe, Antikörper gegen – 77
Neonatale Myasthenie 83
Neonatale Thrombopenie, passagere 108
Neonatale Thymektomie 21, 25
Neonatale Thymektomie, Autoimmunphänomene durch – – 25
Neostigmin bei Myasthenia gravis 83
Nephrektomie 56
Nephritis, Glomerulo – nach Streptokokkeninfektion 46
Nephritis, Immunkomplex – als Therapiefolge 33
Nephritis, Komplexglomerulo – *46*, 48, 50
Nephritis, Lupus – 50, 93
Nephrotoxische Serumnephritis 50, 56
Neuraminidase, Erythrozytenantigen-Aktivierung 25
Neuraminidase, Polyagglutinabilität der Erythrozyten 58
Nickel, Hautüberempfindlichkeit gegen – 20
Niereninfarkt bei Polyarteriitis nodosa 103
Nierensklerose 101
Nierentransplantation 56
Nierenveränderungen bei Polyarteriitis nodosa 103
Nierenveränderungen beim Lupus erythematodes disseminatus 94
Nucleoli, Antikörper gegen – 93

Nukleäres Antigen 93

Ophthalmie, sympathische 28, *54*
Ouchterlony-Reaktion 35
Ovarialgewebe, Antikörper gegen – 78
Ovarialinsuffizienz bei idiopathischem Hypoparathyreoidismus 77
Ovarialinsuffizienz, primäre 76, *78*
Ovarialtumor, Antikörperbildung 24
Ovarialtumor, hämolytische Anämie bei – 24, *44*

Papainspaltung am Immunglobulinmolekül 19
Parakortikale Zonen des Thymus 16
Parapemphigus 29, *89*
Parathyreoiditis, Autoimmun – 77
Parathyreoiditis siehe auch Autoimmunthyreoiditis
Parietalzellen der Magenschleimhaut, Antikörper gegen – 26, *68*, 71, 83, 87
Parietalzellen des Magens, Funktion 68
Parietalzellen des Magens, Schwund 68
Paroxysmale Kältehämoglobinurie 108
PAS-Färbung 90
Passiver Hämagglutinationstest 36
Pemphigoid 89
Pemphigus 27, 29, 88, *89*
Penicillin, Erythrozyten - – - Komplex 25
Penicillin-Antikörper, Anämie durch – 60
Perikarditis, Postperikardiotomie-Syndrom 41
Perivaskuläres Infiltrat 20
Perjodsäure-Schiff-Färbung 90
Perniziöse Anämie 68
Perniziöse Anämie, Antikörpertypen 72
Perniziöse Anämie, genetische Prädisposition 72
Perniziöse Anämie und Gastritis 73
Perniziöse Anämie, Vitamin B_{12} bei –r – 31
Phenylbutazon bei rheumatischer Arthritis 100
Phosphoramide bei Autoimmunkrankheiten 32
Piece-meal necrose 84

Plasmablasten der Lymphdrüsen 14
Plasmazellen, Antikörperbildung 20
Plasmazellen, immunologisches System 13
Plasmazellenhepatitis 84
Plasmazellentumoren 19
Plazenta-Trophoblast, Antikörper gegen den – – 78
Pneumokokkeninfekt, Polyagglutinabilität bei Erythrozyten durch – 58
Polyagglutinabilität der Erythrozyten 28, *58*
Polyarteriitis nodosa 29, 99, *103*
Polyarthritis, primär chronische 29
Polyarthritis, primär chronische, Kortikosteroide bei – 32
Polyarthritis rheumatica acuta 45
Polyklonale Antikörperbildung 19
Postmyokardinfarkt-Syndrom 24, 28, *41*, 46
Postnekrotische Leberzirrhose 84
Postperikardiotomie-Syndrom 24, 28, *41*, 46
Poststreptokokkennephritis siehe Glomerulonephritis
Prädisposition, familiäre, bei Autoimmunkrankheiten 31
Prädisposition, genetische, bei perniziöser Anämie 72
Präzipitationsreaktionen 34
Prednisolon bei Autoimmunkrankheiten 32
Prednison bei aktiver chronischer Hepatitis 89
Prednison bei autoimmunhämolytischer Anämie 106
Prednison bei Autoimmunkrankheiten 32
Prednison bei Autoimmunthyreoiditis 68
Prednison bei idiopathischer Thrombopenie 109
Prednison beim Lupus erythematodes disseminatus 96
Prednison beim Morbus Basedow 68
Procainamid, Lupus erythematodes disseminatus durch – 95
Psoriatische Arthritis 99
Pulmonale Hämorrhagien beim Goodpasture-Syndrom 55
Pulmonale Hämosiderose 56
Purinderivate bei Autoimmunkrankheiten 32
Purinethol 34
Purpura, thrombozytopenische, durch Antikörper gegen Medikament-Blutzellen-Komplexe 59
Pyridostigmin bei Myasthenia gravis 83
Pyrimidinderivate bei Autoimmunkrankheiten 32

Rabiesimpfung, Enzephalomyelitis nach – 53
Radioaktives Jod bei Hyperthyreose 68
Radioaktives Vitamin B_{12} zur Bestimmung blockierender Antikörper gegen intrinsic factor 69
Raynaudsches Syndrom 106
Raynaudsches Syndrom bei Dermatomyositis 104
RA-Zellen 98
Reaktivität, humorale *18*, 27
Reaktivität, immunologische, zwei Arten 18
Reaktivität, Mangel an immunologischer – 21
Reaktivität, spezifische immunologische 12
Reaktivität, zelluläre 27
Reaktivität, zelluläre immunologische 20
Retikulumzellen 16
Retikulumzellen, immunologisches System 13
Rheumafaktor 97, 103
Rheumafaktor, Antikörper gegen – 93
Rheumafaktor, Bedeutung 98
Rheumafaktor bei Polyarteriitis nodosa 104
Rheumafaktor bei Sklerodermie 103
Rheumafaktor bei Tuberkulose, Lepra und Endokarditis 99
Rheumafaktor beim Sjögren-Syndrom 101
Rheumatische Karditis 24, 28, *45*, 46
Rheumatismus, akuter 41
Rheumatismus, akuter, Autoantikörper gegen Herzmuskelgewebe 46

Rheumatismus, akuter und chronischer 92
Rheumatoide Arthritis 85, 94, *96*, 100, 101, 105
Ribonukleinsäure siehe RNS
Ribosomen, Antikörper gegen – 93
Ringtest 35

Salizylate bei rheumatoider Arthritis 99
Salizylate beim Lupus erythematodes disseminatus 96
Samenleiterverschluß, Antikörper gegen Sperma 23
Samenstrangläsion, Sterilität durch Antikörper gegen Sperma 57
Schilddrüsengewebe, Antikörper gegen – *62*, 67, 83, 85
Schilddrüsenkarzinom 65
Schilddrüsenkolloid, Antikörper gegen „zweites Antigen" des –s 62
Schirmertest 100
Schwere (heavy-) Ketten der Immunglobuline 18
Sedormid, Autoimmunkrankheit durch Antikörper gegen – 60
Sekundäre Autoimmunkrankheiten 28, *41*
Sequestrierte Antigene 56
Serologische Untersuchungstechniken 34
Serumantikörper-Nachweismethoden 34
Serumkrankheit, chronische 94
Serumproteine, Autoantikörper gegen – 30
SGOT-Erhöhung bei Dermatomyositis 104
SGPT-Erhöhung bei Dermatomyositis 104
Sialoadenitis, lymphozelluläre 101
Sialographie beim Sjögren-Syndrom 100
Sjögren-Syndrom 29, 94, 99, *100*, 105
Skelettmuskelentzündung und -degeneration bei Dermatomyositis 104
Skelettmuskelgewebe, Antikörper gegen – *79*, 87
Skelettmuskulatur, Lymphorrhagien in der – 96
Sklerodermie 29, 92, 94, 99, *101*
Sklerodermie bei Vitiligo 77
Sklerodermie, Myositis bei – 105
Sklerose, systematisierte 101
Speicheldrüsenausführungsgangepithel, Antikörper gegen – 87
Speicheldrüsenbiopsie beim Sjögren-Syndrom 101
Speicheldrüsengewebe, Antikörper gegen – 94, *101*
Speicheldrüsenstörungen beim Sjögren-Syndrom 100
Sperma, Autoantikörper gegen – 23
Sperma, Sterilität durch Antikörper gegen – 57
Spermaagglutination bei Infertilität 59
Spermaagglutinine 58
Spermaantigene 58
Spezifische immunologische Toleranz, Paralyse der –n –n – 22, 23
Splenektomie bei autoimmunhämolytischer Anämie 106
Splenektomie bei idiopathischer Thrombopenie 109
Splenomegalie bei Kälteagglutininkrankheit 106
Spondylitis ankylopoetica 99
Stammzellen, lymphoide 13
Sterilität bei Männern durch Antikörper gegen Sperma 57
Sterilität, männliche 23, 28
Stickstofflost bei Autoimmunkrankheiten 32
Stratum spinosum, Antikörper gegen das – – 88, 89
Streptokokken, hämolysierende, Antigene der – 24
Streptokokken, β-hämolysierende, Krankheiten nach Infekt mit – 45
Streptokokkenantigene 45
Streptokokkeninfektion, Glomerulonephritis nach – 46
Streptokokkeninfektion, kreuzreagierende Antikörper nach – 45
Streptokokkeninfektion, Polyagglutinabilität der Erythrozyten durch – 58
Streptokokkennephritis 46

Struma lymphomatosa Hashimoto 61, 64
Sympathische Ophthalmie 28, *54*
Synovitis, Autoimmunkomplex - – 98
Synovitis, villöse 96
Systematisierte Sklerose 101

T-Antigen der Erythrozyten 58
TEM Lederle 34
Teratoide Ovarialtumoren, hämolytische Anämie bei –n – 44
Tespamin 34
Testis, Antikörper gegen Interstitialzellen 78
Testisdegeneration durch Autoimmunprozeß 58
Thrombopenie, iatrogene, durch Antikörper gegen Medikament-Blutzellen-Komplexe 59
Thrombopenie, idiopathische 27, 28, 29, 94, *108*
Thrombopenie, idiopathische, Kortikosteroidtherapie 32
Thrombopenie, passagere neonatale 108
Thrombozyten, Antikörper gegen – 108
Thrombozyten, Antikörper gegen – durch Medikamente 60
Thrombozyten, Autoantikörper gegen – 30
Thrombozyten, beschleunigter Abbau 108
Thrombozyten, Isoantikörper gegen – 108
Thrombozyten-Chinidin-Komplex 25
Thrombozytopenische Purpura durch Antikörper gegen Medikament-Blutzellen-Komplexe 59
Thymektomie 83
Thymektomie, neonatale 21, 25
Thymektomie, neonatale, Autoimmunphänomene durch – 25
Thymitis 83
Thymom 41, *82*
Thymomektomie 83
Thymozyten 13
Thymus, immunologisches System 13
Thymus, myoide Zellen im – 82
Thymusabhängige Gebiete, Proliferation in –n –n 21
Thymushyperplasie 82, 83
Thymusveränderungen, Autoimmunphänomene durch – 25
Thyreoglobulin, Antikörper gegen – 62
Thyreoiditis, Autoimmun– – 61
Thyreoiditis, Krebs bei lymphozellulärer – 65
Thyreoiditis, lymphozelluläre 61
Thyreostatika bei Hyperthyreose 68
Thyroxin bei Autoimmunthyreoiditis 68
Tn-Antigen der Erythrozyten 59
Tollwutimpfung, Enzephalomyelitis nach – 28, *53*
Tractus digestivus, immunologisches System 13
Tractus-digestivus-Sklerose 101
Tractus respiratorius, immunologisches System 13
Tränendrüsenstörungen beim Sjögren-Syndrom 100
Transaminasen-Aktivität, erhöhte, bei Dermatomyositis 104
Transplantation, Chimärismus 22
Transplantation, Nieren – 56
Transplantationsimmunologie 20
Trophoblast der Plazenta, Antikörper gegen den – 78
Tuberkulinreaktion 20
Tuberkulose der Epididymis 58
Tuberkulose, Rheumafaktor bei – 99
Tumoren bei Dermatomyositis 105
Tumoren, monoklonale 19
Tumoren, Ovarial –, hämolytische Anämie bei – 44
Turner-Syndrom, Autoimmunthyreoiditis beim – 62

Ultracorten 34
Ultracorten H 34
Untersuchungstechniken, serologische 34
Urämie beim Goodpasture-Syndrom 55
Uveaantigen 54
Uveaverletzung, sympathische Ophthalmie nach – 54
Uveitis, facogene 23, 28, *56*

Vagina, Trockenheit der – 100
Vaskulitis, Autoimmunkomplex - –, lokale 98
Vaskulitis, Immunkomplex– – 104
Vibrio cholerae, Polyagglutinabilität der Erythrozyten 58
Virushepatitis, aktive chronische 84
Virusinfektion, autoimmunhämolytische Anämie durch – 26
Virusinfektionen, Autoimmunkrankheiten durch – 26
Virusinfektionen, Lupus erythematodes disseminatus durch – 96
Virusinfektionen, lymphozelluläre Proliferation 25
Virusinfektionen, zelluläre Reaktivität 20
Vitamin B_{12}, radioaktives, zur Bestimmung blockierender Antikörper gegen intrinsic factor 69
Vitamin-B_{12}-Mangel bei Autoimmungastritis 68
Vitamin-B_{12}-Therapie bei B_{12}-Mangel 73
Vitiligo 29, 72, 73, 76, 77

Waaler-Rose-Test 97
Wärmeantikörper, inkomplette, bei autoimmunhämolytischer Anämie 106
Wärmehämolysine bei autoimmunhämolytischer Anämie 106
Waldenströmsche Krankheit 19
Waldeyerscher Rachenring, immunologisches System 13
Wangenschleimhaut, Antikörper gegen – bei rheumatischer Arthritis 99
Wassermannsche Reaktion 12, 44
Wassermannsche Reaktion, falschpositive 94
Werlhofsche Krankheit 108
Williams, Immunelektrophorese 35
wire loop 94

Xanthomatöse Biliärzirrhose 84
Xanthomatose 84
Xerostomie beim Sjögren-Syndrom 100
X-Isochromosom-Veränderung, Autoimmunthyreoiditis bei – 62

Zellantigen 93
Zellkernbestandteile, Antikörper gegen – 92
Zellkerne, Antikörper gegen – bei Sklerodermie 103
Zellkernfluoreszenz, homogene 93
Zellkernrandfluoreszenz 93
Zelluläre immunologische Reaktivität 20
Zelluläre Reaktivität 27
Zerebrale Blutung bei Polyarteriitis nodosa 103
Ziliarkörperverletzung, sympathische Ophthalmie nach – 54
Zirkulierender Komplex 27
Zweites Antigen des Schilddrüsenkolloids, Antikörper gegen – – – – 62
Zwiebelschalen-Arteriitis in der Milz 95
Zwillingsforschung, immunologische Toleranz 21
Zysten des Ovars, hämolytische Anämie bei – 44

MIX
Papier aus verantwortungsvollen Quellen
Paper from responsible sources
FSC® C105338

If you have any concerns about our products,
you can contact us on
ProductSafety@springernature.com

In case Publisher is established outside the EU,
the EU authorized representative is:
Springer Nature Customer Service Center GmbH
Europaplatz 3, 69115 Heidelberg, Germany

Printed by Libri Plureos GmbH
in Hamburg, Germany